Popat B. Mohite
Vaidhun H. Bhaskar

Formulação e avaliação da emulsão seca de Olmesartan Medoxomil

Popat B. Mohite
Vaidhun H. Bhaskar

Formulação e avaliação da emulsão seca de Olmesartan Medoxomil

ScienciaScripts

Imprint

Any brand names and product names mentioned in this book are subject to trademark, brand or patent protection and are trademarks or registered trademarks of their respective holders. The use of brand names, product names, common names, trade names, product descriptions etc. even without a particular marking in this work is in no way to be construed to mean that such names may be regarded as unrestricted in respect of trademark and brand protection legislation and could thus be used by anyone.

Cover image: www.ingimage.com

This book is a translation from the original published under ISBN 978-3-330-33162-4.

Publisher:
Sciencia Scripts
is a trademark of
Dodo Books Indian Ocean Ltd. and OmniScriptum S.R.L publishing group

120 High Road, East Finchley, London, N2 9ED, United Kingdom
Str. Armeneasca 28/1, office 1, Chisinau MD-2012, Republic of Moldova, Europe
Printed at: see last page
ISBN: 978-620-8-20356-6

FORMULATION AND EVALUATION OF OLMESARTAN MEDOXOMIL DRY EMULSION FOR ENHANCEMENT OF DISSOLUTION CHARACTERISTICS

Dr. Popat B. Mohite
Dr. Vaidhun H. Bhaskar

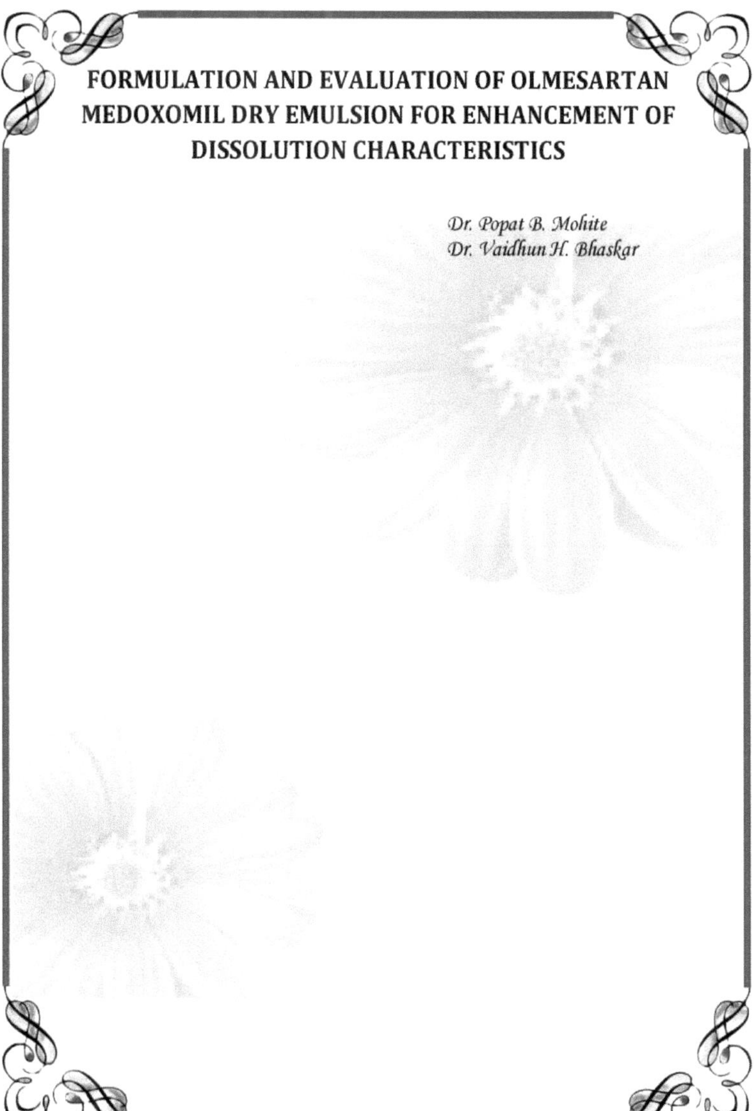

ÍNDICE

RESUMO

As emulsões líquidas apresentam vantagens claras em relação a outras formas de administração oral, melhorando a biodisponibilidade e reduzindo os efeitos secundários, mas o número de formulações de emulsões atualmente em utilização é reduzido em comparação com outras formas de administração oral devido a problemas físico-químicos e de conformidade. Para ultrapassar estes problemas, são produzidas emulsões secas. As emulsões secas podem ser produzidas por secagem por pulverização, liofilização e evaporação rotativa. O objetivo do presente estudo foi melhorar a dissolução do olmesartan medoxomil, um medicamento pouco solúvel em água, através do fabrico de uma emulsão seca. O olmesartan medoxomil é um fármaco pouco solúvel utilizado no tratamento da hipertensão arterial. A janela de absorção do fármaco é o estômago e a parte superior do intestino delgado. A emulsão seca foi preparada utilizando óleo de rícino, no qual o fármaco é altamente solúvel, poloxamer188 como veículo solúvel em água e Aerosil 200 como adsorvente. Os óleos preferidos foram o óleo de rícino, o azeite, o óleo de soja e o miristato de isopropilo, e os polímeros foram o PEG400, o Eudragit EPO e o poloxâmero 188. Foram utilizados tensioactivos (Tween 80 e span 80) para obter uma formulação leitosa estável. A emulsão seca foi analisada quanto ao teor de ingrediente ativo, teor de humidade, solubilidade em água destilada e estudos de dissolução. A libertação in vitro do ingrediente ativo da emulsão seca foi estudada utilizando o aparelho USP Type II Paddle Dissolution. A emulsão seca foi preparada por secagem por pulverização. A solubilidade do fármaco aumentou com o uso de surfactante e polímero numa proporção de 1:1. Os mecanismos prováveis para o aumento da solubilidade foram caracterizados por determinação do tamanho das partículas, calorimetria diferencial de varrimento (DSC), difração de raios X em pó (PXRD) e microscopia eletrónica de varrimento (SEM) do fármaco. Este estudo revelou que a técnica de emulsão sólida seca é promissora e útil para melhorar a solubilidade de fármacos anti-hipertensivos.

Palavras-chave: emulsão seca, secador por pulverização de laboratório, olmesartan medoxomil, óleo de rícino, poloxâmero 188.

1.0 INTRODUÇÃO

A solubilidade é a propriedade de uma substância química sólida, líquida ou gasosa de se dissolver num solvente sólido, líquido ou gasoso e formar uma solução homogénea da substância dissolvida no solvente. A solubilidade de uma substância depende essencialmente do solvente utilizado, da temperatura e da pressão. O grau de solubilidade de uma substância num determinado solvente é medido como a concentração de saturação, na qual a adição adicional da substância dissolvida não aumenta a sua concentração na solução. O solvente é geralmente um líquido, que pode ser uma substância pura ou uma mistura de dois líquidos. Pode também ser uma solução sólida, mas raramente uma solução num gás. O grau de solubilidade varia de infinitamente solúvel (totalmente miscível), como o etanol em água, a pouco solúvel, como o cloreto de prata em água. O termo insolúvel é frequentemente utilizado para designar compostos com pouca ou nenhuma solubilidade. A solubilidade ocorre em equilíbrio dinâmico, o que significa que a solubilidade resulta dos processos simultâneos e opostos de dissolução e combinação de fases (por exemplo, precipitação de sólidos). O equilíbrio de solubilidade ocorre quando ambos os processos ocorrem a uma taxa constante. Em determinadas condições, a solubilidade de equilíbrio pode ser excedida, resultando numa solução supersaturada e metaestável. A solubilidade não deve ser confundida com a capacidade de dissolver ou liquefazer uma substância, uma vez que estes processos podem ocorrer não só por dissolução, mas também por reação química. Por exemplo, o zinco é insolúvel em ácido clorídrico, mas dissolve-se aí por reação química em cloreto de zinco e hidrogénio, enquanto o cloreto de zinco é solúvel em ácido clorídrico. A solubilidade também não depende do tamanho das partículas ou de outros factores cinéticos; com tempo suficiente, mesmo as partículas maiores acabam por se dissolver. A IUPAC define solubilidade como a composição analítica de uma solução saturada, expressa como uma percentagem de um determinado soluto num determinado solvente. A solubilidade pode ser expressa em unidades de concentração, molalidade, fração molar, razão molar e outras unidades. [1]

A utilização generalizada da solubilidade a partir de uma perspetiva diferente levou a que fosse expressa de diferentes formas. É geralmente expressa em termos de concentração, quer por massa (gm de soluto por kg de solvente, gm por dL (100 mL) de solvente), molaridade, fração molar ou outras descrições semelhantes de concentração.

Termo descritivo	Parte de solvente necessária por parte de soluto
1) Muito solúvel	Menos de 1
2) Livremente solúvel	De 1 a 10
3) Solúvel	De 10 a 30
4) Pouco solúvel	De 30 a 100
5) Pouco solúvel	De 100 a 1000
6) Muito ligeiramente solúvel	De 1.000 a 10.000
7) Praticamente insolúvel	10.000 ou mais

Quadro 1: Critérios de solubilidade USP e BP.

A quantidade máxima de equilíbrio do soluto que se pode dissolver numa dada quantidade de solvente é a solubilidade do soluto nesse solvente nas condições indicadas. A vantagem deste tipo de indicação de solubilidade é a sua simplicidade, enquanto que a desvantagem é que pode ser altamente dependente da presença de outras espécies no solvente (por exemplo, o efeito iónico comum). As soluções saturadas de compostos iónicos com solubilidade relativamente baixa são por vezes descritas por constantes de solubilidade. Este é um processo de equilíbrio. Descreve o equilíbrio entre os iões dissolvidos do sal e o sal não dissolvido. Tal como acontece com outras constantes de equilíbrio, a temperatura tem um efeito sobre o valor numérico da constante de solubilidade. O valor desta constante é geralmente independente da presença de outras espécies no solvente. A teoria da dissolução de Flory-Huggins é um modelo teórico que descreve a solubilidade dos polímeros. Os parâmetros de solubilidade de Hansen e os parâmetros de solubilidade de Hildebrand são métodos empíricos de previsão da solubilidade. A solubilidade também pode ser prevista utilizando outras constantes físicas, como a entalpia de fusão. O coeficiente de partição (Log P) é uma medida da diferença de solubilidade de um composto num solvente hidrofóbico (octanol) e num solvente hidrofílico (água). O logaritmo destes dois valores é utilizado para classificar os compostos de acordo com a sua hidrofilicidade (ou hidrofobicidade). A USP e a BP classificam a solubilidade independentemente do solvente utilizado, apenas em termos de quantificação, e definiram os critérios como indicado no Quadro 1. O Sistema de Classificação Biofarmacêutica (BCS) é um guia para prever a absorção intestinal de medicamentos, fornecido pela US Food and Drug Administration. Este sistema limita a previsão com base em parâmetros de solubilidade e de permeabilidade intestinal. A solubilidade baseia-se na dose mais elevada de um produto de libertação imediata. Um fármaco é considerado altamente solúvel se a <u>dose máxima for solúvel em 250 ml ou menos de meio aquoso num intervalo de pH de 1 a 7,5.</u>

O volume estimado de 250 ml foi derivado de protocolos típicos de estudos de bioequivalência, que requerem a administração de um medicamento a indivíduos em jejum com um copo de água. [2]

A absorção de fármacos a partir de uma forma de dosagem sólida, quando tomados por via oral, pode ser dividida em duas fases - (1) o processo de dissolução do fármaco in vivo, que conduz a uma solução; e (2) o transporte do fármaco dissolvido a partir da solução através da membrana gastrointestinal. Cada etapa envolvida no processo de absorção do fármaco é muito importante. A absorção global e a biodisponibilidade do fármaco podem ser afectadas por um mau desempenho de qualquer uma das etapas acima referidas. Das muitas novas substâncias farmacêuticas activas que chegam ao mercado, quase todas enfrentam o problema acima referido. Tanto a primeira como a segunda etapa podem levar a uma redução da biodisponibilidade total da substância farmacêutica ativa. O Sistema de Classificação Biofarmacêutica (BCS) divide estas substâncias farmacêuticas activas em quatro classes, apresentadas a seguir:

1.1 Classe I - Alta permeabilidade, alta solubilidade. Os compostos desta classe são bem absorvidos e a taxa de absorção destes compostos é superior à taxa de eliminação.

1.2 Classe II - Alta permeabilidade, baixa solubilidade. Os compostos desta classe têm uma biodisponibilidade reduzida porque a sua taxa de solvatação é muito baixa.

1.3 Classe III - Baixa permeabilidade, alta solubilidade. Os compostos desta classe têm uma biodisponibilidade fraca porque a sua taxa de permeabilidade é muito baixa.

1.4 Classe IV - Baixa permeabilidade, baixa solubilidade. Os compostos desta classe têm uma biodisponibilidade fraca, uma vez que tanto a solubilidade como a absorção são baixas e a taxa de permeação é limitada.

Quadro 2: Classificação biofarmacêutica com alguns exemplos

Classe I	Classe II
Alta solubilidade, alta permeabilidade	**Baixa solubilidade, alta permeabilidade**
Por exemplo, Diltiazem	por exemplo, nifedipina
Propranolol	Flurbiprofeno
Teofilina	Cetoconazol
Enalapril	Fenitoína

Classe III	Classe IV
Alta solubilidade, baixa permeabilidade	**Baixa solubilidade, baixa permeabilidade**
por exemplo, insulina	por exemplo, taxol
Atenolol	Cloroeticida
Aciclovir	Furosemida
Cimetidina	Indinavir

1.2 IMPORTÂNCIA DA SOLUBILIDADE

A via oral é a mais prática e mais utilizada para a administração de medicamentos, porque é fácil de administrar, os doentes respeitam-na bem, é barata, tem o menor efeito adverso na esterilidade e a forma de administração pode ser flexível. Por conseguinte, muitos fabricantes de genéricos estão a esforçar-se por produzir medicamentos orais bioequivalentes.

No entanto, o principal desafio no desenvolvimento de formas de dosagem orais é a sua fraca biodisponibilidade. A biodisponibilidade oral depende de uma série de factores, incluindo a solubilidade em água, a permeabilidade do fármaco, a taxa de dissolução, o metabolismo de primeira passagem, o metabolismo pré-sistémico e a sensibilidade aos mecanismos de efluxo. As causas mais comuns da fraca biodisponibilidade oral são a fraca solubilidade e a fraca permeabilidade.

A solubilidade também desempenha um papel importante noutras formas de administração, como as formulações parentéricas. A solubilidade é um dos parâmetros mais importantes para atingir a concentração desejada do fármaco na circulação sistémica e obter o efeito farmacológico necessário. Os fármacos pouco solúveis em água requerem frequentemente doses elevadas para atingir concentrações plasmáticas terapêuticas após administração oral. A baixa solubilidade em água é o principal problema no desenvolvimento de formulações para novas substâncias químicas activas e no desenvolvimento de medicamentos genéricos. Qualquer fármaco destinado a ser absorvido deve apresentar-se sob a forma de uma solução aquosa no local de absorção. A água é o solvente de eleição para as formulações farmacêuticas líquidas. A maioria dos medicamentos é fracamente ácida ou fracamente básica e não é muito solúvel em água.

Mais de 40% das NCE (novas entidades químicas) desenvolvidas na indústria farmacêutica são praticamente insolúveis em água. Estes fármacos pouco solúveis em água são absorvidos apenas lentamente, o que resulta numa biodisponibilidade inadequada e variável e numa toxicidade gastrointestinal para as membranas mucosas.

Para os medicamentos administrados por via oral, a solubilidade é o principal parâmetro que limita a velocidade a que a concentração desejada é atingida na circulação sistémica para uma resposta farmacológica. O problema da solubilidade é um grande desafio para os cientistas de formulações.

Melhorar a solubilidade dos fármacos e, por conseguinte, a sua biodisponibilidade oral, continua a ser um dos principais desafios no desenvolvimento de fármacos, em especial nos sistemas de administração oral. Foram encontradas e descritas na literatura numerosas abordagens destinadas a melhorar a solubilidade de fármacos pouco solúveis em água. As técnicas são escolhidas com base em determinados aspectos, como as propriedades do fármaco em causa, o tipo de excipientes a selecionar e o tipo de forma galénica prevista.

A fraca solubilidade e a baixa taxa de dissolução de fármacos pouco solúveis em água nos fluidos gastrointestinais aquosos resultam frequentemente numa biodisponibilidade inadequada. Particularmente no caso de substâncias da classe II da BCS (baixa solubilidade e elevada permeabilidade), a biodisponibilidade pode ser melhorada aumentando a solubilidade e a taxa de dissolução do fármaco nos fluidos gastrointestinais. Uma vez que, para os medicamentos da classe II da BCS, a fase limitadora da taxa é a libertação do medicamento da forma de dosagem e a solubilidade no fluido gástrico, e não a absorção, o aumento da solubilidade, por sua vez, aumenta a biodisponibilidade dos medicamentos da classe II da BCS.

Os efeitos negativos dos princípios activos pouco solúveis incluem uma absorção e uma biodisponibilidade deficientes, uma solubilidade insuficiente para a administração intravenosa, problemas de desenvolvimento que conduzem a um aumento dos custos e do tempo de desenvolvimento e a transferência dos encargos para o doente (administração frequente de doses elevadas).[2, 3]

1.3 BASES PARA EMULSÕES FARMACÊUTICAS

O termo farmacêutico "emulsão" é mais frequentemente utilizado para preparações para uso interno. As emulsões para uso externo recebem sempre um nome diferente para clarificar a sua utilização, por exemplo, sob a forma de loção ou creme. Uma emulsão pode ser definida como um sistema de duas fases composto por dois líquidos imiscíveis, um dos quais está fina e uniformemente disperso sob a forma de grânulos na segunda fase (a fase contínua).

Como as emulsões são um sistema termodinamicamente instável, é adicionado um terceiro agente, o emulsionante, para estabilizar o sistema. O emulsionante estabiliza o sistema formando uma película fina à volta dos grânulos da fase dispersa. Tanto a fase dispersa como a fase contínua podem variar em consistência, desde um líquido móvel a um semi-sólido. As emulsões farmacêuticas variam de loções (baixa viscosidade) a cremes (alta viscosidade). O tamanho das partículas da fase dispersa situa-se geralmente entre 0,1 e 100 pm. [4]

1.3.1 Tipos de emulsão
1.3.1.1 Emulsão de óleo em água

As emulsões farmacêuticas consistem geralmente em misturas da fase aquosa com vários óleos e ceras. Quando as gotículas de óleo estão dispersas na fase aquosa, a emulsão é designada por óleo em água (O/W), como se mostra na Figura 1 (a). As gorduras ou os óleos destinados a administração oral, quer como fármacos autónomos quer como transportadores de fármacos solúveis em óleo, são sempre formulados como emulsões óleo em água (O/W); não são gordurosos e são facilmente removidos da superfície da pele; são utilizados externamente para obter um efeito refrescante e internamente para mascarar o sabor amargo do óleo. Os medicamentos solúveis em água são libertados mais rapidamente das emulsões O/W. As emulsões O/W dão um teste de condutividade positivo, porque a água, a fase externa, é um bom condutor de eletricidade.

1.3.1.2 Emulsão de água em óleo

Um sistema em que a água se encontra dispersa sob a forma de grânulos na fase oleosa contínua é designado por emulsão água-em-óleo (W/O), como se mostra na Figura 1 (b). As emulsões de água em óleo têm um efeito oclusivo, hidratando o estrato córneo e inibindo a evaporação das secreções exócrinas. As emulsões A/O são também úteis para limpar a pele da sujidade lipossolúvel, embora a sua textura oleosa nem sempre seja aceitável do ponto de vista cosmético. São gordurosas e não se enxaguam com água, sendo utilizadas externamente para evitar a evaporação da humidade da superfície da pele, por exemplo, como um creme frio. Os fármacos solúveis em óleo são libertados mais rapidamente das emulsões W/O. São preferidas para formulações destinadas a uso externo, tais como cremes. As emulsões W/O não são testadas positivamente quanto à condutividade, uma vez que o óleo é a fase externa que conduz mal a eletricidade.

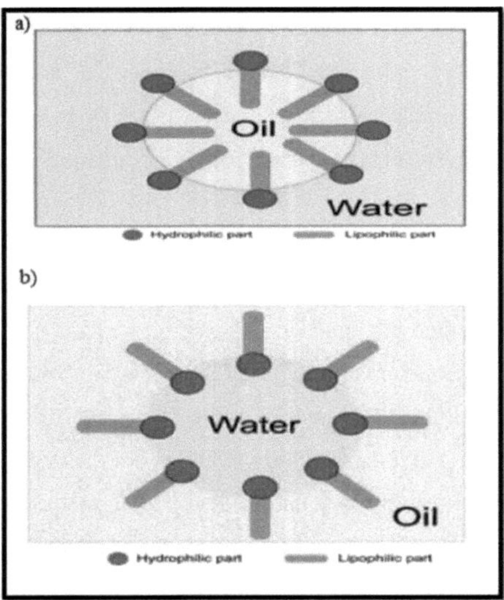

Figura 1: a) tipo de emulsão O/W e b) tipo de emulsão W/O

1.3.2 Emulsões múltiplas

As emulsões múltiplas são sistemas complexos. Podem ser consideradas como emulsões de emulsões e provaram ser seguras nas ciências cosmético-farmacêuticas e de separação. São um tipo complexo de sistema de emulsão em que as emulsões de óleo em água ou de água em óleo estão dispersas noutro meio líquido. Por exemplo, uma emulsão de óleo em água em óleo (O/W/O) consiste em gotículas de óleo muito pequenas dispersas nos glóbulos de água de uma emulsão de água em óleo, e uma emulsão de água em óleo em água (W/O/W) consiste em gotículas de água dispersas na fase oleosa de uma emulsão de óleo em água. As suas aplicações farmacêuticas incluem o mascaramento do sabor, adjuvantes para vacinas, imobilização de enzimas e reservatório de sorção para tratamentos de sobredosagem e, por vezes, para melhorar a absorção através da pele ou da derme. Várias emulsões foram formuladas como produtos cosméticos, por exemplo, como hidratantes para a pele. A libertação sustentada pode também ser conseguida utilizando várias emulsões. Estes sistemas apresentam certas vantagens, como a proteção das substâncias aprisionadas e a possibilidade de introduzir várias substâncias activas nos diferentes compartimentos. Independentemente da sua importância, as emulsões múltiplas têm limitações devido à sua instabilidade termodinâmica e estrutura complexa. [5]

1.3.3 Micro-emulsões

As microemulsões são sistemas compostos por água, óleo e tensioativo, que formam uma solução líquida única, opticamente isotrópica e termodinamicamente estável. Um método simples para formular uma microemulsão foi proposto por Hoar e Schulman. Existem dois tipos de microemulsão: uma é uma microemulsão O/W e a outra é uma microemulsão W/O. Para preparar uma microemulsão O/W, começa-se por preparar uma emulsão W/O com um tensioativo de baixo equilíbrio hidrofílico e lipofílico (HLB), à qual se adiciona uma solução aquosa de um tensioativo de elevado equilíbrio HLB; sob agitação, forma-se uma fase "gel" a partir de uma certa quantidade adicionada e, se se continuar a adicionar a solução de tensioativo, dá-se uma inversão para uma emulsão O/W. No caso da microemulsão W/O, parte-se de uma emulsão O/W estabilizada por um tensioativo iónico ou não iónico. Esta emulsão é titulada com um co-surfactante e a emulsão passa por uma fase de gel, após o que uma nova adição de co-surfactante leva à produção de uma microemulsão O/W. Uma desvantagem das microemulsões, contudo, é o facto de poderem perturbar a estrutura cristalina do estrato córneo. Isto leva a um transporte transdérmico mais fácil e à irritação da pele.

1.3.4 Emulsão Pickering

As partículas sólidas de tamanho coloidal podem ser utilizadas como estabilizadores de emulsões. Estas partículas são conhecidas como emulsões Pickering. As emulsões Pickering têm sido recentemente utilizadas em muitos domínios, incluindo cosméticos, alimentos, produtos farmacêuticos, extração de petróleo e tratamento de águas residuais.

1.3.5 Processo de emulsificação

O leite é uma emulsão natural constituída por glóbulos de gordura rodeados por uma camada de caseína suspensa em água. A teoria da emulsificação baseia-se no estudo do leite. Na preparação de uma emulsão farmacêutica, o raciocínio principal é o mesmo que para o leite.

1.4 MÉTODO GERAL

Em geral, uma emulsão O/W é preparada dividindo completamente a fase oleosa em pequenos grânulos, envolvendo cada grânulo com um invólucro emulsionante e, finalmente, suspendendo os grânulos na fase aquosa. Inversamente, uma emulsão W/O é preparada dividindo completamente a fase aquosa em pequenos grânulos, envolvendo cada grânulo com um invólucro emulsionante e, finalmente, suspendendo os grânulos na fase oleosa.

1.4.1 Procedimento de inversão de fase

Neste método, a fase aquosa é primeiro adicionada à fase oleosa, de modo a criar uma emulsão W/O. No ponto de inversão, a adição de mais água faz com que a emulsão se inverta, resultando numa emulsão O/W.

1.4.2 Método da borracha continental e seca

As emulsões extemporâneas são geralmente preparadas utilizando o método continental ou o método da goma seca. Neste método, a emulsão é preparada misturando o emulsionante (geralmente acácia) com o óleo, que é depois misturado com a fase aquosa. O método continental e o método da goma seca diferem na proporção dos ingredientes.

1.4.3 Método do apagador húmido

Neste método, a proporção dos ingredientes é a mesma que no método da goma seca; a única diferença é o método de preparação. Neste caso, forma-se a mucilagem do emulsionante (geralmente a acácia). O óleo é então adicionado gota a gota à mucilagem, esfregando-a constantemente.

1.4.4 Processo de emulsificação por membrana

Este método baseia-se num novo conceito de geração de gotículas "gota a gota" para produzir uma emulsão. Trata-se de aplicar uma pressão diretamente sobre a fase dispersa, que se infiltra na fase contínua através de uma membrana porosa. Desta forma, as gotículas formadas desprendem-se da superfície da membrana devido ao movimento de cisalhamento relativo entre a fase contínua e a superfície da membrana.[6]

1.5 APLICAÇÕES FARMACÊUTICAS DAS EMULSÕES

Tanto as macroemulsões como as microemulsões estão geralmente bem documentadas como veículos para fármacos hidrofílicos e lipofílicos. Mais recentemente, o controlo da distribuição do tamanho e a compreensão do fenómeno de estabilização abriram novos horizontes e permitiram que estes sistemas de dispersão líquida recebessem uma grande atenção. A principal vantagem destes sistemas é o facto de poderem aumentar a solubilidade e a biodisponibilidade dos fármacos terapêuticos e promover o transporte tópico de fármacos hidrofílicos. As emulsões múltiplas, particularmente as emulsões W/O/W, são excelentes candidatas à libertação controlada e sustentada de fármacos. As emulsões múltiplas são utilizadas como alternativa aos lipossomas como sistema de libertação. As microemulsões são misturas isotrópicas de óleo, água e tensioativo, frequentemente com co-surfactantes. Foi demonstrado que as microemulsões podem ser formadas espontaneamente e são termodinamicamente estáveis. Por um lado, melhoram a solubilização e a biodisponibilidade dos fármacos e, por outro, servem como potenciais sistemas de administração de fármacos, incorporando uma vasta gama de moléculas de fármacos. As emulsões O/W e W/O/W são geralmente utilizadas para administração intravenosa. As emulsões lipídicas são utilizadas na nutrição parentérica, na administração de medicamentos por via intravenosa e como transportadores de oxigénio. As emulsões são utilizadas há muitos séculos para tratar doenças cutâneas locais. As emulsões de óleo em água são utilizadas para tratar lesões cutâneas. A principal vantagem da utilização de emulsões tópicas é o facto de evitarem o ambiente gastrointestinal e o metabolismo de primeira passagem. As emulsões também estão disponíveis para administração oral. São principalmente utilizadas para nutrição entérica ou como laxante. Para além das aplicações acima referidas, as emulsões também podem ser utilizadas para estabilizar fármacos sensíveis à hidrólise para libertação sustentada, para reduzir a irritação ou a toxicidade, para direcionar a administração de fármacos para diferentes órgãos e para melhorar a ação farmacológica.

1.6 ESTABILIDADE DA EMULSÃO

Um parâmetro muito importante para os produtos emulsionados é a sua estabilidade; no entanto, a avaliação da estabilidade da emulsão não é simples. A estabilidade de uma emulsão farmacêutica é caracterizada pela ausência de coalescência da fase dispersa, pela ausência de formação de cremes e pela manutenção das suas propriedades físicas, como a elegância, o odor, a cor e o aspeto. A instabilidade das emulsões pode ser dividida em quatro fenómenos: floculação, formação de cremes, coalescência e rutura, como mostra a Figura 2.

1.6.1 Floculação

Trata-se da associação de pequenas partículas de emulsão num grande agregado que pode ser novamente disperso quando agitado. É um processo reversível durante o qual as gotículas permanecem intactas. A floculação é considerada um precursor da coalescência. A presença de um excesso de tensioativo na fase contínua de uma emulsão pode levar à floculação das gotículas da emulsão. A floculação das gotículas da emulsão pelo excesso de tensioativo deve-se ao chamado "efeito de depleção". O mecanismo de empobrecimento pode ser explicado pelo facto de, num sistema que contém um excesso de tensioativo sob a forma de micelas, quando as gotículas de emulsão dispersas se aproximam umas das outras a distâncias inferiores ao diâmetro das micelas de tensioativo, ocorrer a segregação das micelas do espaço interpartículas devido à perda de entropia configuracional das micelas. Este fenómeno conduz a uma força de atração entre as gotículas devido à diminuição da pressão osmótica na região entre as gotículas e, consequentemente, à floculação das gotículas.

1.6.2 Creme

Durante o enquadramento, a fase dispersa separa-se e forma uma camada no topo da fase contínua. Notavelmente, a fase dispersa permanece em forma de grânulos durante o processo de desnatação, para que possa ser dispersa novamente durante a agitação. A desnatação pode ser minimizada se a viscosidade da fase contínua for aumentada. A taxa de desnatação é determinada pela lei de Stoke da seguinte forma:

$$^2D \text{ (ps- in) g V} = 18n$$

Em que V é a velocidade em cm/s, D é o diâmetro das partículas da fase dispersa em cm, ps é a densidade da fase dispersa, po é a densidade da fase contínua, n é a viscosidade da fase contínua e g é a aceleração da queda. As emulsões O/W tendem geralmente a cruzar-se quando os grânulos da fase dispersa têm uma densidade inferior à dos grânulos da fase contínua. Em contrapartida, as emulsões W/O tendem a cruzar-se para baixo quando os grânulos da fase dispersa são mais densos do que os da fase contínua.

1.6.3 Coalescência (sinónimos: rutura ou fissuração)

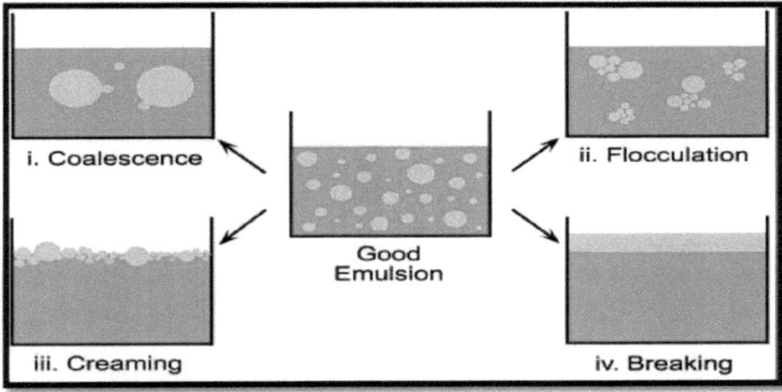

Figura 2: Coalescência (sinónimos: rutura ou fissuração)

Um tipo mais subtil de instabilidade da emulsão, a coalescência, ocorre quando a barreira mecânica ou eléctrica não é suficiente para impedir a formação de gotículas cada vez maiores. A estabilização contra a coalescência pode ser conseguida através da adição de componentes de elevado ponto de ebulição ou de elevado peso molecular à fase contínua. Os investigadores concluíram que as emulsões W/O só se formam se a película de emulsionante na interface não tiver carga e for rígida devido à formação de complexos. Os investigadores são da opinião de que

que uma emulsão W/O não pode ser estabilizada contra a floculação carregando a fase dispersa com gotículas de água, uma vez que não se pode formar uma camada eletricamente difusa, sendo o óleo um meio não ionizante. Um potencial de superfície superior a 25 mv não é suficiente para estabilizar as gotículas da fase dispersa com um raio >1 μ contra a floculação. Isto deve-se às elevadas taxas de sedimentação.

1.6.4 Estabilidade das emulsões W/O contra a coalescência

Segundo Newman (1914) e Schulman e Cockbain, uma película carregada é incapaz de impedir a coalescência porque a repulsão entre as moléculas emulsionantes na interface não permite a formação de uma película sólida espessa e reticulada.[6]

1.7 OS EFEITOS DE DIFERENTES VARIÁVEIS DO PROCESSO NA ESTABILIDADE DA EMULSÃO

A preparação de uma emulsão W/O estável é essencial para a produção eficiente da forma farmacêutica final. Um parâmetro importante que pode influenciar a estabilidade da emulsão é a intensidade da agitação. Verificou-se que a interface aumenta com a velocidade e o diâmetro do agitador, se o diâmetro do recipiente for mantido baixo. A temperatura tem um efeito indireto na emulsificação, uma vez que modifica a tensão interfacial, a adsorção do emulsionante e a viscosidade. As temperaturas mais elevadas favorecem a emulsificação, uma vez que tanto a viscosidade como a tensão interfacial diminuem com o aumento da temperatura. Há provas de que uma ligeira descida da temperatura pode levar à coagulação das partículas, o que, por sua vez, conduz à deterioração da emulsão.

1.7.1 Efeito da concentração do emulsionante

A quantidade de emulsionante é um dos principais factores que influenciam a estabilidade da emulsão. A concentração do emulsionante tem uma grande influência na estabilidade da emulsão. Existe uma janela de concentração fora da qual a estabilidade da emulsão diminui rapidamente. Quando a concentração do emulsionante é baixa, a emulsão é instável devido à aglomeração de gotículas de óleo. Quando a concentração do emulsionante é elevada, a emulsão torna-se instável porque coalesce rapidamente.

1.7.2 Efeito da relação óleo/água

Ostwald chegou à conclusão de que um volume de fase superior a 0,74 para a fase contínua pode levar à inversão de fase.

1.7.3 Efeito da intensidade da agitação

Podem ser utilizados vários processos para a emulsificação. A emulsificação é geralmente conseguida através da aplicação de energia mecânica. Inicialmente, a interface entre as duas fases é deformada até se formarem grandes gotículas, que depois se desfazem em partículas mais pequenas. A agitação permite a formação de uma emulsão estável e homogénea, transformando as gotículas grandes em pequenas. É evidente que uma emulsão mais estável pode ser produzida com uma velocidade de agitação mais elevada, mas inferior a 2.500 rpm, porque acima de 2.500 rpm o emulsionante é destacado da interface óleo-água.

1.7.4 Influência da temperatura de mistura

As emulsões preparadas a baixas temperaturas são estáveis; no entanto, as emulsões mais estáveis podem ser preparadas a 30°C. É evidente que a tensão superficial da maioria dos líquidos diminui com o aumento da temperatura. Devido à elevada energia cinética, as moléculas da superfície tendem a ultrapassar a força de atração do líquido principal. Além disso, à temperatura crítica, as forças de coesão entre as moléculas do líquido tornam-se nulas, pelo que a tensão superficial diminui à temperatura crítica.

1.7.5 Efeito do tempo de mistura

O tempo de mistura é um fator chave na emulsificação. De acordo com este princípio, os raios das gotículas na fase dispersa diminuem com o aumento da velocidade de agitação e do tempo de mistura. Um tempo de mistura longo aumenta a eficiência dos emulsionantes; no entanto, um tempo de mistura demasiado longo leva a uma diminuição da eficiência dos emulsionantes, uma vez que a forte agitação faz com que os emulsionantes caiam para fora da interface líquida.[7]

1.8 O SISTEMA DE EQUILÍBRIO HIDROFÍLICO-LIPOFÍLICO (HLB) PARA A FORMULAÇÃO DE EMULSÕES

Griffin (1954) introduziu um sistema muito útil para classificar os tensioactivos em função da sua solubilidade em água. Os valores numéricos deste sistema são designados por equilíbrio hidrófilo-lipófilo (HLB), que indica a afinidade relativa do tensioativo pelo óleo e pela água. Os emulsionantes com valores de HLB entre 3 e 6 são utilizados para as emulsões W/O. Para as emulsões O/W, por outro lado, são utilizados emulsionantes com valores de HLB de 7 a 20. De acordo com Alfred, o tipo de emulsão depende da solubilidade relativa dos tensioactivos, ou seja, a fase em que o tensioativo é mais solúvel forma a fase contínua. Este fenómeno é por vezes referido como a regra de Bancroft.

1.9 INSTALAÇÕES DE EMULSIFICAÇÃO

Existe uma grande variedade de equipamento disponível para emulsificação, tanto à escala laboratorial como à escala comercial. Como regra geral, o equipamento de emulsificação é escolhido de acordo com a emulsão obtida. Os emulsionantes actuam quebrando ou dispersando a fase dispersa na fase contínua, de modo a que o tamanho das gotículas da fase dispersa seja suficientemente pequeno para evitar a coalescência e a instabilidade.

1.9.1 Tratamento em pequena escala

Para emulsionar os óleos sólidos/voláteis, os utensílios mais utilizados são os almofarizes e pilões de Wedgwood ou de porcelana.

1.9.2 Misturadores agitadores

Nos misturadores agitadores para produção em pequena escala, o material é agitado no recipiente por um oscilador, enquanto que para produção em grande escala, o material é agitado no recipiente por um movimento rotativo semelhante ao dos moinhos de bolas.

1.9.3 Agitadores de hélice

A produção de emulsões, tanto em grande como em pequena escala, é frequentemente efectuada de forma conveniente utilizando misturadores de propulsores que funcionam num recipiente de mistura adequado. Se for necessário um pré-aquecimento do produto, o recipiente de mistura é equipado com uma camisa de vapor. Os misturadores de propulsores são geralmente utilizados para a produção de emulsões de baixa viscosidade e podem funcionar a uma velocidade de cerca de 8.000 rpm. Por vezes, as velocidades elevadas do misturador de propulsor são indesejáveis, uma vez que conduzem à formação de vórtices e à retenção de ar.

1.9.4 Misturador de turbina

Os misturadores de turbina são utilizados para misturar emulsões de elevada viscosidade. A sua rotação é mais lenta do que a dos misturadores de propulsão. Estão geralmente equipados com uma roda de disco circular ligada a lâminas curtas rectas ou curvas.

1.9.5 Homogeneizadores

As emulsões modernas podem ser produzidas utilizando um grande número de dispositivos de emulsificação diferentes, todos eles funcionando através de um mecanismo semelhante: a agitação. De todos os emulsionantes disponíveis, o homogeneizador de rotor/estator de alta pressão é o mais comummente utilizado em funcionamento contínuo. Os homogeneizadores de alta pressão estão equipados com uma bomba de alta pressão e um bocal de homogeneização. A bomba de alta pressão aumenta a pressão para um valor entre 50 e 500 bar. Durante a emulsificação, dois líquidos são pressionados a alta pressão através de um pequeno orifício para os dispersar. A unidade rotor/estator do homogeneizador é constituída por um rotor com pás e um estator com aberturas. A rotação do rotor cria um vácuo que faz com que o líquido flua para dentro e para fora do conjunto, resultando na circulação do líquido. O tamanho da fase dispersa é reduzido;

1. Devido à colisão mecânica contra eles. Homogeneizador devido à elevada aceleração do líquido e

2. Isto deve-se às forças de corte que ocorrem no espaço entre o rotor e o estator.

1.1.6 Equipamento de ultra-sons

Os dispositivos piezoeléctricos ultra-sónicos são utilizados para produzir emulsões à escala laboratorial, mas têm uma potência limitada e são caros. O seu mecanismo de funcionamento envolve forçar a dispersão através de um orifício a uma pressão média de 150 a 350 psi e colocá-la em contacto com uma lâmina. Os dispositivos ultra-sónicos oferecem um meio simples de agitação para a produção de emulsões consistentes e reprodutíveis de óleo em água (O/W) à escala laboratorial.

1.1.7 Moinhos coloidais

Os moinhos coloidais são adequados para a produção de emulsões em funcionamento contínuo. Devido às elevadas forças de cisalhamento, as emulsões produzidas pelos moinhos de colóides têm um tamanho de bola muito pequeno. Os moinhos de colóides são utilizados principalmente para moer sólidos e dispersar suspensões com muito baixa molhabilidade, mas também são muito úteis para produzir emulsões de viscosidade relativamente elevada.

1.1.8 Batedor/copos

São utilizados para a preparação de emulsões em que os componentes da emulsão são agitados por agitadores incorporados no reservatório. Os recipientes podem por vezes ser equipados com uma camisa quando são necessários efeitos de aquecimento/arrefecimento.

1.1.9 Misturador-emulsionador Silbersohn

O misturador Silver Son é constituído por uma cabeça emulsionante com pás rodeadas por crivos de aço inoxidável de malha fina. A cabeça de emulsão é ajustável e pode ser colocada nos recipientes a serem utilizados para a emulsificação. O líquido a emulsionar é aspirado através do crivo de malha fina para a cabeça emulsionadora, onde é intensamente misturado pela rotação das pás da cabeça emulsionadora.

1.1.10 Microfluidificador

Os microfluidificadores são utilizados para produzir partículas muito finas. Os microfluidificadores consistem em câmaras de interação com microcanais. Quando a emulsão é processada, passa a alta velocidade através dos microcanais na câmara de interação, expondo as partículas a um elevado cisalhamento, turbilhão, colisão e cavitação.

1.1.11 Formação de espuma durante o processo de agitação

As propriedades de formação de espuma e de emulsificação de uma emulsão são caraterísticas importantes durante o fabrico, armazenamento e transporte, bem como quando os consumidores observam a qualidade e o aspeto das emulsões. As propriedades de formação de espuma e de emulsificação, bem como a estabilidade da dispersão resultante, dependem das propriedades do emulsionante no sistema. A razão para a formação de espuma é que o emulsionante também reduz a tensão superficial na interface ar-água durante a emulsificação. Para evitar a formação de espuma, a emulsificação deve ser efectuada num sistema fechado ou sob vácuo. Além disso, a agitação mecânica contínua durante a fase de arrefecimento da emulsão também pode ajudar a evitar a formação de espuma.

1.1.12 Emulsionante

Um emulsionante ou tensioativo pode ser definido como "um composto que reduz a tensão superficial e forma uma película na interface de dois líquidos imiscíveis, tornando-os miscíveis". A eficácia de um emulsionante depende da sua estrutura química, solubilidade, pH e propriedades físicas. Em função da sua ação, existem dois tipos de emulsionantes: 1. os agentes primários (verdadeiros emulsionantes) podem formar e estabilizar as emulsões. 2. Os adjuvantes (estabilizadores) não formam emulsões finas por si só, mas apoiam os emulsionantes primários.

1.1.13 Mecanismo emulsionante

O modo de ação dos emulsionantes depende da formação de películas na interface entre duas fases. Existem três tipos de películas formadas pelos emulsionantes. [6, 7]

1.10 TEORIAS DE EMULSIFICAÇÃO

As teorias de emulsificação explicam o efeito dos emulsionantes na estabilização das emulsões. A superfície, ou mais precisamente a interface entre os dois líquidos imiscíveis, desempenha o papel mais importante. Os emulsionantes influenciam a interface para criar emulsões estáveis. Existem várias teorias para explicar o efeito dos emulsionantes na estabilização das emulsões. Algumas destas teorias podem ser aplicadas a emulsionantes específicos em determinadas condições, tais como o pH do sistema e a relação entre as duas fases. Entre as teorias mais conhecidas encontram-se a teoria da tensão superficial, a teoria da cunha orientada e a teoria da película interfacial.

1.10.1 Teoria da tensão superficial

As moléculas de um líquido são atraídas de todos os lados da mesma forma pelas moléculas circundantes; à superfície, no entanto, há uma atração das moléculas para dentro devido a um desequilíbrio nas forças de atração. Esta atração cria uma tensão, conhecida como tensão superficial. Quando dois líquidos imiscíveis entram em contacto, a força que empurra cada líquido para resistir à rutura é chamada tensão interfacial. De acordo com a teoria da tensão superficial da emulsificação, os emulsionantes provocam uma diminuição da tensão interfacial dos dois líquidos imiscíveis, o que reduz a força de repulsão entre os líquidos e anula a força de atração dos líquidos sobre as suas próprias moléculas. Deste modo, os tensioactivos transformam os grânulos grandes em pequenos e impedem que os pequenos se aglomerem em grânulos grandes.

1.10.2 A teoria dos cantos orientados nas emulsões

De acordo com esta teoria, as extremidades oleosas ou não polares dos emulsionantes estão viradas para o óleo e as extremidades polares estão viradas para o líquido polar. A teoria da cunha das emulsões afirma que a emulsão é óleo em água (o/w) se a extremidade não polar do emulsionante for menor, e que a emulsão é água em óleo (w/o) se a extremidade polar for menor.

1.10.3 Teoria da película interfacial

De acordo com a teoria da película interfacial, os emulsionantes formam uma interface entre as duas fases imiscíveis da emulsão, que envolve as gotículas da fase interna como uma película fina. Esta película impede a coalescência da fase dispersa. [8]

1.11 EMULSÃO SECA

As emulsões secas são atractivas devido à sua estabilidade e libertação sustentada. As emulsões secas são um potencial sistema de administração oral para ingredientes activos lipofílicos e pouco solúveis, bem como para ingredientes activos que precisam de ser protegidos da luz ou da oxidação. A preparação de emulsões secas envolve fármacos, excipientes sólidos, uma fase aquosa e um solvente lipofílico. Os excipientes sólidos utilizados na preparação de emulsões secas incluem a gelatina, a lactose, a maltodextrina, o manitol, a povidona, a sacarose, etc. Podem também ser utilizados suportes insolúveis, como a sílica coloidal. O suporte sólido pode ser parcial ou totalmente amorfo. Como o suporte amorfo tem uma forte tendência para cristalizar a uma dada temperatura e humidade relativa elevada, podem surgir problemas de estabilidade física. Os testes de estabilidade são efectuados para os suportes sólidos amorfos, como a lactose, a maltodextrina, o manitol e a sacarose. Para evitar problemas de estabilidade, são utilizados como suportes sólidos polímeros solúveis em água, como a hidroxipropilmetilcelulose, a metilcelulose e a povidona [8]. []

Em alguns casos, as emulsões secas que utilizam hidroxilpropilmetilcelulose (HPMC) como suporte sólido são particularmente promissoras. Para preparar emulsões secas, podem ser utilizados solventes que contenham lípidos, tais como óleo de coco fraccionado, Miglyol 812, Capmul MCML - 8, Phosal 53 MCT, óleo de sésamo, lecitina, óleo de amêndoa, etc. O polímero solúvel em água HPMC facilitou a emulsificação de emulsões líquidas O/W devido à sua capacidade de reduzir a tensão superficial. Podem surgir problemas aquando da secagem por pulverização de emulsões líquidas O/W com uma concentração elevada de HPMC, tais como um bico de pulverização entupido, uma vez que as soluções aquosas de HPMC podem apresentar gelificação termo-reversível. Por conseguinte, o processo de secagem por pulverização pode ser optimizado baixando a temperatura do atomizador através do arrefecimento com água. Entre os solventes lipídicos, é preferível o óleo de coco fraccionado, uma vez que é composto por triglicéridos de cadeia curta a média, que contêm apenas ácidos gordos saturados, o que o torna estável à oxidação. [9]

A formulação de emulsões secas tem como objetivo melhorar a biodisponibilidade dos medicamentos e reduzir os seus efeitos secundários. As emulsões secas são atractivas porque são física e microbiologicamente estáveis. Constituem um potencial sistema de administração oral de ingredientes activos lipofílicos e pouco solúveis. As emulsões secas são produzidas por técnicas como a liofilização, a secagem por pulverização e a evaporação rotativa. Para a produção de emulsões secas, os agentes de enchimento orgânicos utilizados são a lactose, o manitol e as maltodextrinas. Os co-solventes normalmente utilizados são o polietilenoglicol, o propilenoglicol, a glicerina, etc. Os espessantes utilizados são as gomas naturais e sintéticas, os derivados da celulose e a sílica coloidal. Os edulcorantes utilizados são a glucose, o aspartame, a sacarose, etc. Para a preparação de emulsões óleo em água, os triglicéridos de cadeia média são geralmente utilizados como fase lipídica, pelo que os óleos preferidos são o óleo de sésamo, o azeite e o óleo de menta. [10, 11, 12]

De acordo com o sistema de classificação biofarmacêutica, a taxa de dissolução é o fator limitante na absorção de fármacos das classes II e IV. As emulsões são consideradas um dos métodos mais eficazes para melhorar a taxa de dissolução e aumentar a biodisponibilidade de fármacos pouco solúveis em água. No entanto, a instabilidade de uma emulsão, como a cremação, a floculação, a coalescência e a separação de fases, tem sido frequentemente salientada. A emulsão seca (DE) foi proposta como um meio de contornar estes inconvenientes das emulsões tradicionais. Tem sido utilizada com êxito como um potencial sistema de administração oral para ingredientes activos lipofílicos e pouco solúveis, bem como para ingredientes activos que necessitam de ser protegidos da luz ou da oxidação. Os transportadores sólidos como o açúcar, a trealose, o manitol, o aluminometasilato de magnésio, a hidroxilpropilmetilcelulose e a maltodextrina têm sido utilizados como materiais matriciais para transformar as emulsões convencionais em formulações em pó à base de lípidos. [13, 14, 15, 16, 17]

1.12 AS EMULSÕES SECAS SÃO PREPARADAS DO SEGUINTE MODO

TÉCNICAS

1) **Liofilização**
2) **Evaporação rotativa**
3) **Secagem por pulverização**

1. LIOFILIZAÇÃO OU LIOFILIZAÇÃO

A liofilização é um processo em que a água é congelada e depois removida da amostra, primeiro por sublimação (secagem primária) e depois por dessorção (secagem secundária). A liofilização é um processo de secagem em que a água é sublimada do produto depois de este ter sido congelado. É um processo de secagem utilizado no fabrico de certos produtos farmacêuticos e biológicos que são termicamente instáveis ou instáveis em solução aquosa durante longos períodos, mas que são estáveis no estado seco. O termo "liofilização" descreve um processo de fabrico de um produto que "gosta do estado seco". [18]

Princípio

O princípio mais importante da liofilização é o fenómeno de sublimação, pelo qual a água passa diretamente do estado sólido (gelo) para o estado de vapor, sem passar pelo estado líquido. A sublimação da água pode ocorrer a pressões e temperaturas inferiores ao ponto triplo, ou seja, 4,579 mm Hg e 0,0099 graus Celsius. O material a secar é primeiro congelado e depois exposto ao calor num vácuo elevado (por condução térmica ou radiação, ou ambos), de modo a que o líquido congelado sublimasse e apenas restassem componentes sólidos e secos do líquido original. O gradiente de concentração de vapor de água entre a frente de secagem e o condensador é a força motriz por detrás da extração de água durante a liofilização.

Durante a liofilização, a água é removida dos alimentos:

1. Congelar os alimentos para que a água neles contida se transforme em gelo.

2. Sob vácuo, o gelo é sublimado diretamente em vapor de água.

3. Aspiração de vapor de água.

4. Assim que o gelo é sublimado, os alimentos são liofilizados e podem ser retirados do aparelho.

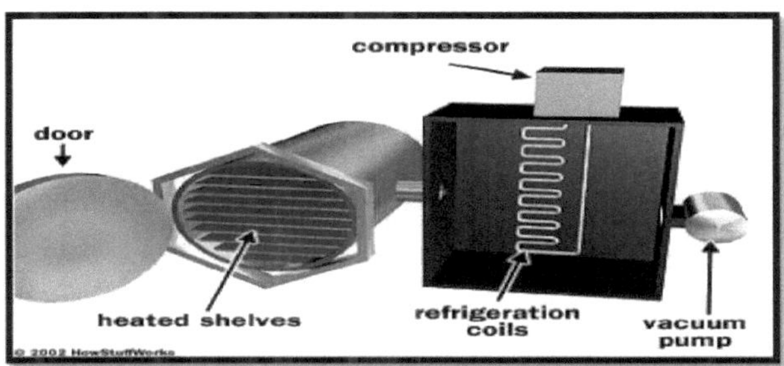

Figura 3: Máquina de liofilização

APLICAÇÕES

Produtos farmacêuticos e biotecnologia

As empresas farmacêuticas utilizam frequentemente a liofilização para prolongar o prazo de validade de produtos como as vacinas e outros injectáveis. Removendo a água do material e selando-o num frasco, é fácil armazená-lo, enviá-lo e devolvê-lo à sua forma original para injeção posterior.

Indústria alimentar

A liofilização é utilizada para conservar os alimentos e torná-los muito leves. O processo tornou-se famoso sob a forma de gelado liofilizado, um exemplo de alimento para astronautas. **Indústria tecnológica**

Na síntese química, os produtos são frequentemente liofilizados para os tornar mais estáveis ou para facilitar a sua dissolução em água para utilização posterior. Na bioseparação, a liofilização também pode ser utilizada como um processo de limpeza tardia, uma vez que pode remover eficazmente os solventes. Além disso, é capaz de concentrar substâncias de baixo peso molecular que são demasiado pequenas para serem removidas por uma membrana de filtração.

Outras utilizações

Organizações como o Laboratório de Conservação de Documentos da Administração Nacional de Arquivos e Registos dos Estados Unidos (NARA) efectuaram estudos sobre a liofilização como método de restauração de livros e documentos danificados pela água. Em bacteriologia, a liofilização é utilizada para preservar estirpes específicas.

As vantagens da liofilização são

- A decomposição química é minimizada.
- Remoção de água sem aquecimento excessivo.
- Maior estabilidade do produto quando seco.
- Facilita o tratamento de um líquido, simplifica o manuseamento assético.
- Mais adequado para procedimentos estéreis do que o enchimento com pó seco.
- Como o produto é normalmente selado sob vácuo ou gás inerte, a desnaturação por oxidação é muito reduzida.

As desvantagens da liofilização são as seguintes

- Aumento do tempo de processamento e implementação.
- Os compostos voláteis podem ser eliminados por vácuo.
- [19]São necessários diluentes estéreis para a reconstituição [20].

2. EVAPORADOR ROTATIVO

O evaporador rotativo ou Rotovap é uma peça de equipamento dispendiosa que deve ser utilizada com muito cuidado. Se seguir as instruções cuidadosamente, é o método mais rápido, mais eficiente e mais amigo do ambiente para remover um solvente volátil de uma amostra não volátil. Faz parte do equipamento padrão de um laboratório de química moderno. O Rotovap funciona reduzindo a taxa de evaporação do solvente em

(1) Reduzir a pressão para baixar o ponto de ebulição do solvente,
(2) rodar a amostra para aumentar a área de superfície efectiva, e
(3) Solução de aquecimento.

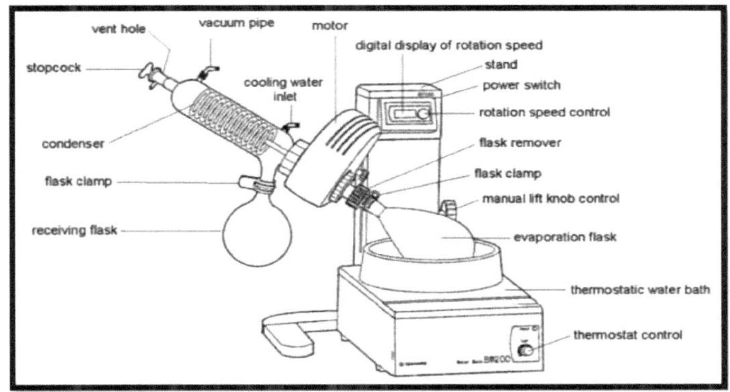

Figura 4: Evaporador rotativo

Verificar se o depósito de recuperação não contém resíduos de solventes - se contiver líquido, retirá-lo e esvaziá-lo no contentor de resíduos orgânicos azul; se estiver sujo, retirá-lo e limpá-lo, enxaguando-o com um pouco de acetona. Faça correr a água de arrefecimento através das bobinas do condensador - um fluxo suave é suficiente. Agora, ligue o vácuo. Em alguns casos, trata-se de um vácuo de água (a torneira deve estar totalmente aberta) ou de um sistema PIAB. Verifique a torneira para se certificar de que o orifício coincide com o respiradouro (a torneira tem uma marca azul no botão para indicar o lado com o orifício). Deita-se a solução a evaporar num balão redondo (não mais de metade do volume). Este balão de evaporação é cuidadosamente colocado no copo e fixado com um alicate (não utilizar massa lubrificante). Se o gargalo do pistão não coincidir com o encaixe do evaporador rotativo, é necessário utilizar um redutor. Comece a rodar o pistão. Colocar o dedo ou o polegar sobre o orifício de ventilação para verificar o vácuo. Se a amostra começar a ferver demasiado vigorosamente, libertar a pressão retirando o dedo. Assim que a ebulição parar, voltar a colocar o dedo e repetir a operação até que a amostra se tenha "acalmado". Quando se toca suavemente no frasco com o dedo, este deve estar frio devido à evaporação. Logo que a solução se tenha evaporado, fechar a torneira para criar vácuo no aparelho (mas manter a mão na torneira, pronta a ajustá-la se a solução começar a ferver violentamente) - em seguida, baixar suavemente o frasco de evaporação até que o fundo do vidro fique imerso no banho de água. Se a solução entrar em ebulição violenta, libertar o vácuo com a torneira.

Logo que o pistão esteja "estável", pode retirar a mão da torneira e deixar a solução evaporar. Se a solução se evaporar apenas lentamente, ligue o aquecimento do banho-maria termostático e ajuste a temperatura em conformidade. [0]Não esquecer que o dispositivo está sob vácuo, por isso não é necessário ajustar o banho de água para o ponto de ebulição normal do solvente, 40-50 C é normalmente suficiente.

Para retirar o frasco no final da evaporação, levantar o aparelho do banho-maria com o botão de elevação manual e parar a rotação. Segurar o pistão de evaporação com a mão direita e libertar o vácuo utilizando a torneira com a mão esquerda. Assim que o vácuo for libertado, retire cuidadosamente o pistão. Se estiver preso, desapertar o extrator de pistão branco para fazer deslizar o pistão para fora. Se não tiveres a certeza, pergunta à AT. Só depois de retirar o pistão é que deve parar o aspirador de água e de condensação. Não se esqueça de deitar o excesso de solvente no depósito de recuperação. [21, 22]

As vantagens da utilização de um evaporador rotativo para o envelhecimento do óleo são as seguintes

- Também é possível utilizar uma temperatura mais baixa.
- A mistura constante ocorre durante todo o processo, garantindo uma mistura homogénea e acelerando o processo.
- O processo pode ser interrompido e reiniciado em qualquer altura.

A utilização de um evaporador rotativo tem as seguintes desvantagens

- Apenas uma pequena quantidade de óleo pode ser alterada de cada vez, cerca de 700 ml, desde que o pistão rotativo seja suficientemente grande. Um pistão A2L ou maior é o ideal. [23]

3. SECAGEM POR PULVERIZAÇÃO

Na secagem por pulverização, uma carga líquida é decomposta numa névoa de gotículas e as gotículas são arrastadas pelo ar quente para uma câmara de secagem. O espaço é criado por atomizadores rotativos (roda ou bocal). A evaporação da humidade das gotículas e a formulação das partículas secas têm lugar em condições controladas de temperatura e de fluxo de ar. O pó é continuamente descarregado da câmara de secagem. As condições de funcionamento do secador são escolhidas de acordo com as propriedades de secagem do produto e as especificações do pó.

Cada secador por pulverização é composto por uma bomba de alimentação, um atomizador, um aquecedor de ar, um dispersor de ar, uma câmara de secagem e um sistema de limpeza do ar de exaustão e de recuperação do pó. As propriedades de secagem muito diferentes e os requisitos de qualidade dos 1000 produtos secos por atomização determinam a escolha do atomizador, o modelo de caudal de ar mais adequado e a construção da câmara de secagem.

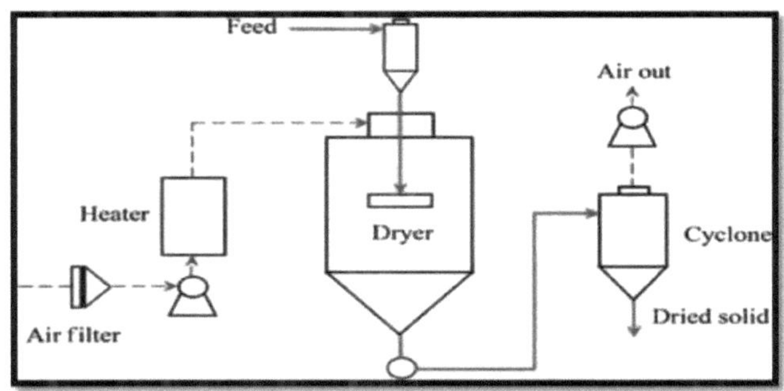

Figura 5: Secador por pulverização

Na gestão do ciclo de vida dos produtos farmacêuticos, as novas tecnologias de distribuição, que diferem positivamente dos produtos de primeira geração, são um meio importante de permanecer competitivo no ambiente comercial atual. A secagem por pulverização, que é adequada para Ingredientes Farmacêuticos Activos (API) de Classe II do Sistema de Classificação Biofarmacêutica (BCS) (Figura 5) e Novas Entidades Químicas (NCE) Muitos API e NCE existentes são pouco solúveis em água e, por conseguinte, têm uma fraca biodisponibilidade oral quando formulados na forma inalterada. As abordagens tradicionais para ultrapassar este problema incluem a melhoria da miscibilidade em água por auto-emulsificação, técnicas à base de lípidos, solubilização em micelas ou, em alternativa, complexação com ciclodextrinas, a redução do tamanho das partículas para a escala nanométrica por trituração mecânica ou tratamento de alto cisalhamento, acompanhada de estabilização das partículas, e a influência da energia da rede cristalina por polimorfos ou cocristais ou pela preparação de dispersões sólidas de fármacos em suportes ou matrizes inertes. As dispersões sólidas são cada vez mais vistas como uma solução viável para este problema generalizado. Embora poucas dispersões sólidas estejam atualmente disponíveis no mercado, esta abordagem tem certas vantagens inerentes em relação a outras abordagens. A presença de um ingrediente ativo sob a forma de uma dispersão molecular ou nanoparticulada combina as vantagens de uma energia de rede reduzida e de uma área de superfície maximizada, permitindo um melhor contacto com o meio de dissolução. Felizmente, muitos dos excipientes que podem ser utilizados na preparação de dispersões sólidas são geralmente reconhecidos como seguros e já são amplamente utilizados como excipientes em produtos comercializados, aliviando a carga regulamentar sobre as partículas. Quando são necessárias dispersões sólidas, a Particle Sciences tem uma série de abordagens. Uma delas é uma tecnologia única para a produção de dispersões sólidas baseadas na secagem por pulverização, utilizando um sistema de polímero duplo que melhora significativamente a dissolução e a biodisponibilidade de substâncias activas pouco solúveis. A tecnologia foi comprovada em estudos em seres humanos e ampliada comercialmente. Após estudos de compatibilidade dos excipientes, as formulações protótipo são examinadas quanto aos seus efeitos na solubilidade e permeabilidade. Esta abordagem metódica e iterativa permite delinear rapidamente as abordagens de formulação com maior probabilidade de alcançar os resultados desejados. [24, 25]

1.13 CARACTERIZAÇÃO DA EMULSÃO SECA

1.13.1 Difração de raios X por pós

Pode ser utilizado para a deteção qualitativa de materiais de ordem alargada. Os picos de difração mais nítidos indicam a presença de um material mais cristalino. Os equipamentos de raios X recentemente desenvolvidos são semi-quantitativos. [26, 27]

1.13.2 Espectroscopia de infravermelhos (IR)

Pode ser utilizado para identificar variações na distribuição de energia das interações fármaco-matriz. Bandas de oscilação claras indicam cristalinidade. A espetroscopia de infravermelhos com transformada de Fourier (FTIR) tem sido utilizada para detetar com precisão a cristalinidade de 1 a 99% em material puro. A espetroscopia FTIR é considerada mais vantajosa do que outros métodos, uma vez que tem em conta a absorção específica de vibrações moleculares na amostra para avaliar a qualidade dos materiais biomédicos. Consequentemente, não são necessários corantes ou diferentes métodos de marcação para detetar componentes químicos na amostra. Abriu um novo horizonte de informação sobre a estrutura, a conformação e a dinâmica de diferentes componentes moleculares. Pode ser utilizada para registar alterações na ligação entre grupos funcionais. [28]

1.13.3 Calorimetria Exploratória Diferencial (DSC)

Um método frequentemente utilizado para detetar a quantidade de material cristalino é a Calorimetria Exploratória Diferencial (DSC). A DSC envolve o aquecimento de amostras a um ritmo constante e a determinação da quantidade de energia necessária para as aquecer. A DSC pode ser utilizada para determinar as temperaturas a que ocorrem os fenómenos térmicos. Os fenómenos térmicos podem ser uma transição de vidro para borracha, (re)cristalização, fusão ou decomposição. Além disso, a energia de fusão e (re)cristalização pode ser quantificada. A Calorimetria Exploratória Diferencial (DSC) é a técnica termoanalítica mais fiável. Os processos que requerem ou geram energia podem ser observados quantitativamente utilizando a DSC. É um método térmico para determinar o fluxo de calor e a temperatura associados à transferência de massa em função do tempo e da temperatura. A DSC permite-nos determinar as temperaturas de fusão e monitorizar e estudar o comportamento térmico de diferentes substâncias. As interações entre fármacos e polímeros são geralmente consideradas responsáveis por alterações nos picos exotérmicos e endotérmicos. [28]

1.13.4 Microscópio eletrónico de varrimento (SEM)

Trata-se de um método de análise ultra-estrutural utilizado na indústria farmacêutica. As propriedades caraterísticas dos cristais de fármacos, tais como o tamanho das partículas e a superfície morfológica, podem ser conhecidas a partir do método de preparação e da composição química. Além disso, as propriedades de forma e tamanho das partículas de pó podem ser explicadas por uma série de parâmetros determinados automaticamente através da ligação do SEM a um processador de imagem. Como este método é automático e fornece medições precisas, poupa tempo e é fiável, permitindo tirar conclusões válidas a partir de um número reduzido de observações. [29]

1.13.5 Conteúdo do medicamento

A emulsão seca correspondente a 10 mg de fármaco foi pesada com exatidão e dissolvida numa quantidade adequada de metanol, sendo depois filtrada com papel de filtro Whatman n.º 41. 41) As soluções de reserva foram diluídas adequadamente com água destilada. O teor da substância ativa foi analisado a 296 nm utilizando um espetrofotómetro UV (Jasco V-550, Japão). [31]

1.13.6 Determinação do tamanho do glóbulo

Observa-se o exame microscópico da emulsão antes e depois da reconstituição. [10]

1.13.7 Estudos de resolução in vitro

Foram efectuados estudos de dissolução in vitro para a emulsão seca utilizando um aparelho de pás USP tipo II. Os estudos de dissolução foram monitorizados durante 4 horas. ^{0}Uma amostra correspondente a 40 mg do fármaco foi adicionada a 1000 ml de HCl 0,1 N a 37 ± 0,5 C e agitada a 50 rpm. Tomou-se uma alíquota de 5 ml a intervalos regulares e filtrou-se com papel de filtro Whatman n.º 41. 41. Substituiu-se um volume igual de meio de dissolução fresco para obter o volume do meio de dissolução. As amostras filtradas foram determinadas espectrofotometricamente a 296 nm. [30]

1.14 NECESSIDADE DE EMULSÃO SECA

1. Melhoram a biodisponibilidade dos princípios activos dos medicamentos
2. Os efeitos secundários são reduzidos
3. As emulsões secas são atractivas porque são formulações física e

microbiologicamente estáveis.

4. Representam um potencial sistema de administração oral para substâncias activas lipofílicas e pouco solúveis.

5. Utilizado para medicamentos que necessitam de ser protegidos da luz ou da oxidação.

6. As emulsões secas permitem obter níveis sanguíneos tão constantes e eficazes quanto possível durante um longo período de tratamento. [31]

1.15 APLICAÇÕES DE EMULSÕES SECAS

1. A emulsão seca pode ser utilizada em formulações de proteção para lonas.

2. Na formulação de agentes anti-espuma.

3. Em formulações cosméticas.

4. Em toalhetes de limpeza doméstica, toalhetes para cuidados da pele e toalhetes para cuidados de bebés.

5. Em lenços desmaquilhantes.

6. Em formulações de sais de banho.

7. Em formulações de revestimento de superfícies, por exemplo, em tintas.

1.16 PROPRIEDADES TÉCNICAS DAS EMULSÕES SECAS

- O tipo de atomizador rotativo e a velocidade de rotação não tiveram influência significativa nas propriedades técnicas das emulsões secas contendo 40% de lípidos.
- As propriedades de reconstituição das emulsões secas foram influenciadas tanto pelo tipo de atomizador rotativo como pela velocidade de rotação do atomizador.
- A densidade porosimétrica das emulsões secas foi influenciada pela velocidade de rotação do atomizador. Isto é provavelmente devido a um efeito de tamanho de partícula, causado pela redução do tamanho da partícula à medida que a velocidade de rotação do atomizador aumenta.
- As emulsões secas que contêm partículas pequenas tornam-se mais coesas e apresentam caraterísticas como baixa fluidez e fraco empacotamento, o que explica a menor densidade do porosímetro a velocidades de rotação mais elevadas.
- As emulsões secas são pós coesivos com fraca fluidez devido à baixa densidade,

tamanho e forma das partículas. As suas propriedades técnicas têm de ser melhoradas, por exemplo, por granulação por fusão.

- A distribuição do tamanho das gotículas das emulsões líquidas O/W antes da secagem por pulverização e após a reconstituição aumentou com o teor lipídico. As emulsões secas com um teor de lípidos inferior a 50% reconstituíram a emulsão original. À medida que o teor de lípidos aumentava, de 30% para 80%, o tamanho das gotículas das emulsões secas diminuía.

- Com o pharmacoat 603 como transportador sólido, é possível encapsular até 80% de lípidos. Emulsões secas contendo até 40% de lípidos em relação à massa seca do pó reformaram a emulsão O/W regional durante a reconstituição. Quanto maior for a viscosidade do líquido, maiores serão as gotículas atomizadas, o que resulta numa maior dimensão das partículas do pó. Uma vez que os suportes sólidos, como o HPMC, estão sujeitos a gelificação termorreversível, as experiências confirmaram que a aplicação de água de arrefecimento ao atomizador resultava numa dimensão de partícula mais pequena e numa emulsão melhor. [31]

2.0 FINALIDADE E OBJECTIVO

2.1 AIM

> Formulação e avaliação de uma emulsão seca de olmesartan e medoxomil para melhorar as propriedades de dissolução

2.2 OBJECTIVOS

> Formulação da emulsão seca utilizando PEG 400, Tween80, Poloxamer 188 e Eudragit EPO pela técnica de secagem por pulverização.

> Estudar o efeito dos polímeros e da composição do polímero na solubilidade do fármaco.

> Por fim, as emulsões secas produzidas foram caracterizadas em termos de morfologia e de comportamento de libertação in vitro.

3.0 PLANO DE TRABALHO

1. Revisão da literatura.
2. Escolha do medicamento.
3. Teste de identificação de drogas :
   > Ponto de fusão.
4. estudos sobre a compatibilidade dos transportadores de medicamentos.
5. Selecionar o polímero com base na sua compatibilidade medicamentosa com estes componentes.
6. Curva de calibração.
7. Determinação da solubilidade do fármaco.
8. Preparação de uma emulsão seca.
9. Caracterização da emulsão seca.
   i. Conteúdo do medicamento
   ii. Estudo da solubilidade aquosa
   iii. Nível de humidade
   iv. Determinação do tamanho das partículas
   v. Infravermelho com transformada de Fourier (FT-IR)
   vi. Calorimetria Exploratória Diferencial (DSC)
   vii. Difração de raios X (XRD)
   viii. Microscopia eletrónica de varrimento (SEM)
   ix. Estudo de dissolução in vitro
10. Análise dos dados.
11. Resultados e discussão.
12. Resumo e conclusão

4.0 REVISÃO DA LITERATURA :

Foi efectuada uma pesquisa bibliográfica explícita, utilizando várias revistas nacionais e internacionais, obras de referência oficiais normalizadas e vários sítios Web na Internet.

1) Berthod A *et al,* **(1988):** estudou Dry adsorbed emulsions: an oral sustained drug delivery system, o sistema de administração oral sustentada de medicamentos por "emulsão adsorvida a seco" foi definido como uma dispersão organizada de partículas hidrofílicas e hidrofóbicas cuja estrutura foi iniciada pela estrutura da emulsão água-em-óleo (W/O). O salicilato de sódio foi dissolvido na fase aquosa da emulsão W/O primária como ingrediente ativo. A fase aquosa da emulsão W/O foi absorvida pela sílica hidrofílica e, em seguida, a sílica hidrofóbica foi adicionada à preparação para obter uma forma estável de pó sólido. A estrutura físico-química de uma "emulsão seca adsorvida" foi descrita e observada por microscopia eletrónica. O efeito de diferentes óleos, óleo de rícino e óleo de silicone, na libertação sustentada do ingrediente ativo foi estudado a dois níveis de pH diferentes, 1,2 e 7,4, de modo a simular os ambientes gástrico e intestinal, respetivamente. As propriedades destas formas foram preservadas durante mais de um ano quando armazenadas à temperatura ambiente. [45]

2) Hirofumi Takeuchi *et al* **(1992):** investigaram o desenvolvimento de uma emulsão seca redispersível como forma avançada de administração de um medicamento à base de óleo (nicotinato de vitamina E) por secagem por pulverização. Um fármaco à base de óleo, o nicotinato de dl-a-tocoferol (VEN), foi convertido numa forma de pó recentemente desenvolvida, denominada emulsão seca, por secagem por pulverização de VEN emulsionada ou soluções de óleo de VEN com aditivos. As propriedades de libertação do fármaco das partículas resultantes dependeram de vários factores, tais como o método de emulsificação e o tipo e a quantidade de transportador de óleo e de tensioativo formulados. As propriedades de libertação desejadas foram alcançadas utilizando triglicéridos de cadeia média (MCT) como veículo de óleo e copolímero em bloco de polioxietileno-polioxipropileno (Pluronic F-68) ou monolato de polioxietileno-sorbitano (Tween 80) como emulsionante. Verificou-se que a diferença na libertação do fármaco entre as diferentes formulações se devia principalmente à diferença no estado físico do tensioativo VEN nas partículas secas da emulsão, o que foi demonstrado por calorimetria diferencial de varrimento. [49]

3) S. Corveleyn *et al* **(1998):** estudaram a formulação de um comprimido de emulsão seca liofilizada para a administração de fármacos pouco solúveis; o objetivo era desenvolver um comprimido de emulsão seca para a administração instantânea de fármacos pouco solúveis em água utilizando uma técnica de liofilização. Foi estudada a influência dos parâmetros de formulação nas propriedades dos comprimidos de emulsão seca liofilizados (DEP). As emulsões óleo em água foram preparadas utilizando um triglicérido de cadeia média como fase oleosa e uma solução de maltodextrina (5-20% p/v) como fase aquosa. Além disso, foram avaliadas diferentes combinações de emulsionante/compressor/ligante. As emulsões foram embaladas em blisters de PVC e liofilizadas. Foram analisados a resistência, o tempo de desintegração, a porosidade e a humidade residual dos comprimidos resultantes. [17]

4) Paolo Giunchedi *et al* **(2001):** estudaram a secagem por pulverização em emulsão para a produção de microesferas de PLGA carregadas com albumina. O objetivo deste trabalho foi estudar a encapsulação de albumina de soro bovino (BSA) em microesferas de polilactida glicolida (PLGA) utilizando um método de secagem por pulverização em emulsão. Para estabilizar a emulsão, foram adicionados à fase aquosa diferentes tipos de tensioactivos (Pluronic F68, Pluronic F127, oleato de sódio, dioctysulfosuccinate). A emulsão W/O foi seca por pulverização para obter microesferas de PLGA carregadas com BSA.[43]

5) Gilles Dollo *et al* **(2003):** estudaram uma emulsão óleo em água redispersível seca por pulverização para melhorar a biodisponibilidade oral de fármacos pouco solúveis. Foi desenvolvida uma forma de dosagem de emulsão seca fisicamente estabilizada, na qual a emulsão inicial é restaurada após re-hidratação, através da secagem por pulverização de uma emulsão líquida de óleo em água contendo maltodextrina como transportador e caseinato de sódio como emulsionante. Foram testadas diferentes proporções óleo/água e maltodextrina/água, foram investigados os processos de homogeneização e de secagem por pulverização e as propriedades de reconstituição, tendo sido selecionada uma formulação óptima para fármacos pouco solúveis, com uma proporção idêntica óleo/água e transportador/água de 10% (p/p) e um teor de sólidos de 20% (p/p). O fármaco lipofílico 5-fenil-1,2-ditiole-3-tiona (5-PDTT) foi escolhido como modelo. [15]

6) Vega C. *et al,* **(2006) :** was Invited review spray-dried dairy and dairy-like emulsions--compositional considerations, Os componentes do leite [caseínas, proteínas do soro de leite (WP), lactose e gordura anidra do leite] são amplamente utilizados no fabrico de produtos lácteos desidratados e emulsões semelhantes ao leite. Ao desidratar emulsões estabilizadas com caseinato de sódio (NaCas) e WPs com uma relação óleo/proteína de 0,25 a 5, o NaCas é um agente encapsulante mais eficaz do que as WPs devido às suas melhores propriedades emulsionantes e resistência à desnaturação pelo calor. O grau de desnaturação do WP durante a secagem foi associado a um aumento do teor de gordura da superfície do pó e a um tamanho de gota maior após a reconstituição. A encapsulação de emulsões estabilizadas com NaCas melhorou na presença de lactose; a gordura da superfície do pó foi reduzida de 30% para <5% quando a lactose foi adicionada numa proporção de 1:1 ao NaCas numa emulsão contendo 30% (w/w) de óleo. Este fenómeno foi associado à capacidade da lactose para formar cápsulas sólidas (ou vítreas) em caso de desidratação súbita. A encapsulação de emulsões estabilizadas com WP não é melhorada pela adição de lactose, embora existam relatos contraditórios na literatura. A estabilidade de armazenamento das emulsões desidratadas do tipo leite está fortemente relacionada com a cristalização da lactose, uma vez que a libertação do material encapsulado ocorre durante o armazenamento em condições de humidade relativa elevada (por exemplo, 75%). [47]

7) Dong-Jin Jang *et al* **(2006):** estudaram a melhoria da biodisponibilidade e da fotoestabilidade da amlodipina utilizando uma emulsão seca redispersível. Para melhorar a biodisponibilidade e a fotoestabilidade da amlodipina, que é pouco solúvel em água e sensível à luz, foi preparada uma emulsão seca (DE) através da secagem por pulverização da emulsão óleo em água de amlodipina. O Labrafil M 1944 CS e a dextrina foram utilizados como fase oleosa e material de matriz, respetivamente. Ao dispersar a DE em água destilada, obteve-se uma emulsão cujo tamanho médio das gotículas era 1,4 vezes maior do que o da emulsão de amlodipina homogeneizada antes da secagem por pulverização (0,24±0,30 |im versus 0,17±0,02 |im). O tamanho médio das gotículas da DE permaneceu inalterado durante 6 meses de armazenamento à temperatura ambiente. 94,4% versus 33,1% da amlodipina permaneceram intactos após

24 horas de irradiação UV da amlodipina na formulação DE ou na forma de pó. [8 9 10 11 12 13]

9) Sophie Deroo *et al,* **(2008):** examinou o título do pedido de patente: Emulsão seca, seu processo de preparação e seus usos, a invenção refere-se a uma emulsão seca, em particular a invenção refere-se a uma emulsão seca contendo uma fase hidrofóbica líquida e uma matriz de polímero solúvel em água ou dispersível em água cujo conteúdo de fase hidrofóbica é alto. A invenção também diz respeito a um processo de preparação da emulsão seca e às utilizações desta emulsão. A matriz solúvel em água utilizada contém um bloco. [46]

10) Iman Saad Ahmed *et al.* **(2008):** investigaram a biodisponibilidade relativa da griseofulvina como um comprimido de emulsão seca liofilizada versus um comprimido de libertação imediata: A biodisponibilidade oral da griseofulvina (GF), formulada como comprimidos de emulsão seca liofilizada de desintegração rápida (FDE), foi estudada e comparada com o comprimido de libertação imediata (IR) disponível comercialmente como referência, tanto em jejum como alimentado, em nove voluntários saudáveis após uma dose oral única (125 mg) num desenho cruzado. Além disso, os comprimidos de LDE foram tomados com e sem água, tanto em jejum como em jejum. Em condições de jejum, verificou-se que a taxa de absorção dos comprimidos de LDE era significativamente mais rápida na presença e ausência de água, resultando numa Cmax mais elevada (mais de 2 vezes superior, p = 0,0001) e num tmax mais curto (mais de 3 horas, p = 0,0001) em comparação com os comprimidos de IR. A extensão

8 Zhen *Ge et al,* **(2008):** prepararam uma emulsão seca redispersível de lovastatina protege contra o metabolismo intestinal e melhora a biodisponibilidade, Phosal 53 MCT,

O Tween 80 e o octenilsuccinato de amido de sódio foram utilizados como fase oleosa, emulsionante ou material de matriz. O Lov-redispersível DE (Lov- DE) foi preparado por secagem por pulverização da emulsão submicrónica de Lov. As propriedades de DE e a libertação do ingrediente ativo in vitro foram estudados. Os efeitos protectores metabólicos do Lov-DE e das formulações de referência, incluindo a suspensão Lov e o complexo hidroxipropil-E-ciclodextrina (CD), foram estudados nos microssomas e na parede intestinal de ratos Sprague-Dawley (SD) machos. A biodisponibilidade em ratos SD foi de

avaliados simultaneamente. [44]

da absorção, expressa em AUC, foi 65% e 77% superior para os comprimidos de LDE na presença e ausência de água, respetivamente, e foi estatisticamente diferente da AUC média dos comprimidos de IR (p = 0,006). A Cmax dos comprimidos de LDE tomados com ou sem água foi aproximadamente 30% e 50% mais elevada no estado saturado do que a dos comprimidos de libertação imediata. [14]

11) Zhen G. E. *et al,* **(2008):** investigaram a preparação de uma emulsão seca redispersível (DE) e se esta poderia melhorar a estabilidade intestinal e a eficiência da absorção oral da lovastatina (Lov), uma substância pouco solúvel em água. Métodos: O Phosal 53 MCT, o Tween 80 e o octenilsuccinato de amido de sódio foram utilizados como fase oleosa, emulsionante e material de matriz, respetivamente. O DE redispersível de Lov (Lov-DE) foi preparado por secagem por pulverização da emulsão submicrónica de Lov. Foram estudadas as propriedades da DE e a libertação da substância ativa in vitro. Os efeitos protectores metabólicos do Lov-DE e das formulações de referência, incluindo a suspensão de Lov e o complexo hidroxipropil-b-ciclodextrina (CD), foram estudados nos microssomas e na parede intestinal de ratos Sprague-Dawley (SD) machos. Ao mesmo tempo, foi avaliada a biodisponibilidade em ratos SD. Resultados: A Lov-DE em água destilada foi reconstituída em relação à emulsão submicrónica Lov antes da secagem por pulverização e permaneceu praticamente inalterada após três meses de armazenamento à temperatura ambiente. Em comparação com a suspensão de Lov, a dissolução *in vitro* de Lov foi significativamente aumentada tanto para o complexo DE redispersível como para o complexo CD. Em comparação com as formulações de controlo, os estudos de metabolismo *in vitro* e *in vivo* confirmaram que o complexo DE redispersível tinha um efeito protetor notável, como demonstrado pela diminuição da taxa de metabolismo do Lov. O Lov-DE apresentou uma área sob a curva (AUC0-8h) de Lov 1,83 vezes e 1,44 vezes, respetivamente, em comparação com a suspensão de Lov e o complexo CD em ratos SD. [11]

12) M. Jayasundera *et al,* **(2009):** investigou a modificação da superfície de alimentos secos por pulverização e emulsões em pó com proteínas tensioactivas: A secagem por pulverização é um método bem estabelecido e amplamente utilizado para transformar uma grande variedade de produtos alimentares líquidos em pó. Ao secar por pulverização vários alimentos ricos em açúcar e ácidos, a viscosidade é um problema. Para minimizar este problema, existem abordagens baseadas na ciência dos processos e dos materiais. No entanto, estes processos têm os seus próprios inconvenientes. A modificação da superfície das gotículas/partículas é uma nova forma de minimizar a viscosidade. É altura de fazer um balanço dos esforços de investigação na modificação da superfície das gotículas/partículas. Assim, esta revisão apresenta os trabalhos de investigação mais recentes sobre a modificação da superfície de emulsões e pós secos por pulverização. São destacados os fundamentos teóricos, os mecanismos e os métodos utilizados para modificar a superfície dos alimentos e dos pós de emulsão. [48]

13) Benjamin O. Carter *et al* **(2009):** estudaram o armazenamento de gás em clatratos de água seca e de gel seco. A "água seca" (DW) é um pó de fluxo livre produzido pela mistura de água, partículas de sílica hidrofóbicas e ar a altas velocidades. Recentemente, mostrámos que a DW pode aumentar drasticamente a absorção de metano em hidratos de gás metano (MGH). Aqui, alargamos o nosso trabalho inicial e mostramos que o DW pode ser utilizado para melhorar a cinética da formação de clatratos gasosos para outros gases que não o metano, como o CO_2 e o Kr. Mostramos também que a estabilidade do sistema contra a coalescência pode ser aumentada pela adição de um agente gelificante para formar um "gel seco", o que melhora significativamente a reciclabilidade do material. [37]

14) Thomas Kaasgaard *et al* **(2010):** estudaram a forma como um revestimento de quitosano melhora a retenção e a redispersibilidade de emulsões de óleos aromáticos liofilizados. Os óleos aromáticos são frequentemente encapsulados como emulsões por processos de secagem como a liofilização ou a secagem por pulverização, utilizando principalmente emulsionantes macromoleculares como gomas e proteínas para estabilizar as emulsões durante a secagem. O objetivo do presente estudo foi determinar se uma combinação de um emulsionante carregado de pequenas moléculas e de um polissacarídeo de carga oposta adsorvido à superfície das gotículas da emulsão poderia substituir os materiais de encapsulamento habitualmente utilizados durante a secagem de emulsões de óleos aromáticos. Estas emulsões foram então liofilizadas com diferentes concentrações de maltodextrina, que serviu como o principal material de encapsulamento. Verificou-se que o revestimento da superfície das gotículas de óleo com uma pequena quantidade de quitosano resultou numa melhoria notável dos valores de retenção e redispersibilidade das emulsões de carvona liofilizadas. O teor de maltodextrina também teve um efeito na retenção e redispersibilidade. [36]

15) Chirag Raval *et al* **(2012):** investigaram a biodisponibilidade oral melhorada do olmesartan utilizando um novo sistema de distribuição sólida auto-emulsionante; o Olmesartan Medoxomil (OLM) é um antagonista dos receptores da angiotensina II e anti-hipertensivo. É altamente lipofílico (log p (octanol/água) 5,55), pouco solúvel em água e tem uma biodisponibilidade absoluta de 26%. A formulação SMEDDS optimizada continha Tween 20 (45%), propilenoglicol (45%) e Capmul MCM 10 (10%), 20 mg de MLO com libertação do ingrediente ativo F1 (99,35%), tamanho de gotícula (36,4 nm), polidispersidade (0,186), viscosidade (0,8872 cP) e capacidade de diluição infinita. A libertação in vitro do ingrediente ativo das formulações SMEDDS líquidas optimizadas foi altamente significativa (p<0,05) em comparação com os comprimidos convencionais comercializados e a solução pura do ingrediente ativo. Os SMEDDS líquidos optimizados foram reutilizados para a produção de formulações SMEDDS sólidas (S-SMEDDS) utilizando meios de adsorção. [39]

16) Bhise Sucheta *et al* **(2012):** O objetivo do presente estudo foi melhorar a dissolução do fármaco pouco solúvel em água telmisartan através da preparação de uma emulsão seca. O telmisartan é um fármaco pouco solúvel utilizado no tratamento da hipertensão arterial. A janela de absorção do fármaco é o estômago e a parte superior do intestino delgado. A emulsão seca foi preparada utilizando ácido oleico, no qual o fármaco é altamente solúvel, lactose como veículo hidrossolúvel e aerossil como adsorvente. O teor de substância ativa da emulsão seca foi analisado,

Determinação do tamanho dos glóbulos e estudos de dissolução. A libertação in vitro do ingrediente ativo da emulsão seca foi estudada utilizando um aparelho de dissolução em pá USP tipo II. A solubilidade do fármaco aumentou com o aumento da concentração do veículo. Os mecanismos prováveis para o aumento da solubilidade foram caracterizados por calorimetria diferencial de varrimento (DSC), difração de raios X em pó (PXRD) e microscopia eletrónica de varrimento (SEM) do fármaco. Este estudo mostrou que a técnica de emulsão sólida seca é promissora e útil para melhorar a solubilidade de fármacos anti-hipertensivos. [10]

17) Haritha M. *et al,* **(2012):** studied dry emulsion: A Promising Dosage Form to Deliver Lipophilic Drug Molecules with Improved Stability and Effectiveness (emulsão seca estudada: uma forma de dosagem promissora para administrar moléculas de fármacos lipofílicos com estabilidade e eficácia melhoradas). As emulsões líquidas têm vantagens claras sobre outras formas de administração oral, melhorando a biodisponibilidade e reduzindo os efeitos secundários, mas o número de formulações de emulsão atualmente em uso é pequeno em comparação com outras formas de administração oral devido a questões físico-químicas e de conformidade. Para ultrapassar estes problemas, são fabricadas emulsões secas. As emulsões secas são produzidas por secagem de emulsões líquidas O/W que contêm um veículo sólido na fase aquosa. O veículo sólido confere volume e massa às emulsões secas. As emulsões secas são formulações em pó à base de lípidos a partir das quais uma emulsão O/W pode ser reconstituída in vivo ou in vitro. As emulsões secas podem ser preparadas por secagem por pulverização, liofilização e evaporação rotativa. Infelizmente, as emulsões secas eram pós coesos. A coesividade foi reduzida pela adição de sacarose. [31]

18) Ashwini A. et al. (2012): estudaram a solubilidade melhorada e a taxa de dissolução do olmesartan medoxomil utilizando a técnica de co-aglomeração de cristais, foi estudada a co-aglomeração de cristais de olmesartan para tentar melhorar as suas propriedades físico-químicas e microméricas. Estudou-se o efeito de diferentes polímeros, como a polivinilpirrolidona (PVPK30) e a hidroxipropil- B-ciclodextrina (HPeCD), na solubilidade, na taxa de dissolução e na fluidez do olmesartan-medoxomil, utilizando a técnica de co-aglomeração de cristais, e os aglomerados foram caracterizados.

por difração de raios X em pó (XRPD), microscopia eletrónica de varrimento (SEM) e espetroscopia de infravermelhos com transformada de Fourier (FTIR). Verificou-se que a solubilidade de saturação, as propriedades micrométricas e as propriedades de resolução dos aglomerados eram significativamente melhores do que as do olmesartan medoxomilo puro. Por conseguinte, pode concluir-se que a co-aglomeração cristalina pode ser um dos métodos mais eficazes para melhorar o desempenho do olmesartan medoxomil. [32]

19) J. P. Lavande *et al,* **(2013):** investigaram a avaliação e a otimização de comprimidos de olmesartan medoxomil utilizando superdesintegrantes sintéticos e naturais. O presente estudo foi realizado com o objetivo de formular e avaliar comprimidos de olmesartan medoxomil de dissolução rápida/compressão direta. Neste trabalho, desenvolvemos comprimidos de 20 mg de olmesartan medoxomil de dissolução rápida utilizando superdesintegrantes sintéticos e naturais, tais como glicolato de amido sódico, croscarmelose, crospovidona e mucilagem de planta agoovata em diferentes concentrações (5, 7,5 e 10 mg). Os lotes de formulação preparados foram examinados quanto à variação de peso, espessura do comprimido, dureza, friabilidade, teor de ingrediente ativo, tempo de molhagem, tempo de dispersão in vitro e estudo de dissolução in vitro, tendo o lote F12 sido considerado optimizado. [42]

20) R.L.C. Sasidhar *et al,* **(2013):** investigou a melhoria da solubilidade e da taxa de dissolução do olmesartan medoxomil por complexação e desenvolvimento de comprimidos de dissolução bucal. O principal objetivo da investigação foi melhorar a solubilidade e a taxa de dissolução do olmesartan medoxomil por complexação com ciclodextrinas. Os comprimidos de dissolução rápida foram formulados utilizando diferentes superdesintegrantes, como o glicolato de amido sódico e a croscarmelose sódica, em diferentes concentrações (5-15%) e foram avaliados quanto aos parâmetros físicos e à libertação do fármaco através de estudos de libertação in vitro. Os estudos de dissolução mostraram uma libertação rápida de olmesartan medoxomil em comprimidos contendo um elevado nível de glicolato de amido sódico. A complexação do olmesartan medoxomil com CD melhorou consideravelmente a solubilidade do fármaco e as propriedades mecânicas dos comprimidos fabricados por compressão direta. [41]

21) A. Abdul Hasan Sathali *et al,* **(2013):** investigaram a melhoria da solubilidade e da taxa de dissolução do olmesartan medoxomil através da técnica de dispersão sólida. Este estudo centrou-se na preparação de dispersões sólidas de olmesartan medoxomil para melhorar a solubilidade em água e a taxa de dissolução para aumentar a biodisponibilidade. O olmesartan é um fármaco anti-hipertensivo BCS ii com baixa solubilidade em água e biodisponibilidade de 26%. No presente estudo, foram preparadas dispersões sólidas de olmesartan com diferentes excipientes, tais como polietilenoglicol 4000 (PEG 4000), HPMC K4, HPMC K100, poloxamer-407 e crospovidona em diferentes proporções (1:1, 1:2, 1:4, 1:6) por fusão, evaporação do solvente e mistura. As formulações foram ainda caracterizadas em termos de rendimento percentual, teor de substância ativa, estudos de libertação in vitro, estudos de solubilidade e estudos de estabilidade. Os estudos de libertação in vitro mostraram que as dispersões sólidas preparadas pelo método de evaporação do solvente libertaram o ingrediente ativo mais rapidamente do que os métodos de fusão e de mistura. A dispersão sólida contendo crospovidona (1:4) foi considerada a melhor formulação de todas devido à sua libertação mais rápida do ingrediente ativo. Os estudos de calorimetria diferencial de varrimento (DSC) e de espetroscopia de infravermelhos (IR) mostraram que não houve interação entre o fármaco e o polímero. [38]

22) M. Haritha *et al* **(2013):** investigaram a formulação e a avaliação de emulsões secas de cefixima. As emulsões líquidas apresentam vantagens claras em relação a outras formas de administração oral, melhorando a biodisponibilidade e reduzindo os efeitos secundários, mas o número de formulações de emulsões atualmente em utilização é reduzido em comparação com outras formas de administração oral devido a problemas físico-químicos e de conformidade. Para ultrapassar estes problemas, são fabricadas emulsões secas. As emulsões secas são preparadas por secagem de emulsões líquidas que contêm um veículo sólido na fase aquosa. As emulsões secas são formulações em pó à base de lípidos a partir das quais pode ser reconstituída uma emulsão. As emulsões secas podem ser preparadas por secagem por pulverização, liofilização e evaporação rotativa. Infelizmente, as emulsões secas são pós coesivos. A força coesiva pode ser reduzida através da adição de sacarose. Neste estudo, os óleos utilizados foram o óleo de sésamo, o azeite e o óleo de menta. Através da realização de estudos de pré-formulação, verificou-se que a HPMC era a melhor goma para a preparação de emulsões secas, e a carga orgânica utilizada foi o manitol. Foram efectuadas observações e verificou-se que a formulação da emulsão seca melhorou a biodisponibilidade e a estabilidade do medicamento. [9] 14
para melhorar a solubilidade e a taxa de dissolução do olmesartan medoxomil. [40]

24) **In-hwan Baek** *et al* **(2014):** investigaram a absorção oral de uma emulsão seca por pulverização de hidroxilpropilmetilcelulose carregada de valsartan; o objetivo deste estudo foi desenvolver uma nova emulsão seca por pulverização de hidroxilpropilmetilcelulose (HPMC) carregada de valsartan com melhor absorção oral. A emulsão seca redispersível carregada de valsartan foi preparada por homogeneização a alta pressão e secagem por pulverização com água, capryol 90, HPMC e vários tensioactivos, com base nos resultados do estudo de solubilidade. As emulsões secas por pulverização formaram emulsões pequenas e homogéneas com uma dimensão média de gotículas de 133,5 a 152,5 nm no estado disperso em água. A emulsão seca redispersível carregada de valsartan com HPMC/poloxâmero 407 mostrou uma melhor

14 Bala Arepalli *et al* **(2014):** investigaram a melhoria da solubilidade e da taxa de dissolução do olmesartan medoxomil utilizando a técnica de dispersão de sólidos.

libertação independente do pH do valsartan, levando a uma biodisponibilidade oral drasticamente melhorada do valsartan em comparação com o produto inicial e comercial. Por conseguinte, uma estratégia de formulação utilizando a emulsão seca redispersível com HPMC/Poloxâmero 407 é muito eficaz para o desenvolvimento de uma nova forma de dosagem contendo valsartan. [16]

5.0 PERFIL DO MEDICAMENTO

5.1.0 Olmesartan Medoxomil

5.1.1 estrutura :

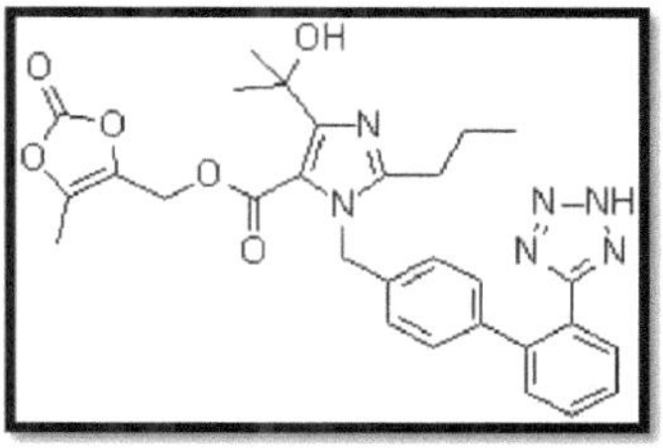

Figura 6: Estrutura da OCM

5.1.2 Denominação química :

(5-methyl-2-oxo-2H-1,3-dioxol-4-yl) methyl 4-(2-hydroxypropan-2-yl)-2-propyl-1-
({4- [2-(2H-1,2,3,4-tetrazol-5-yl)phenyl]phenyl} methyl)-1H-imidazole-5-
carboxylate.

5.1.3 Descrição: Força cristalina branca a esbranquiçada.

5.1.4 Fórmula molecular: C29H30CN6O6.

5.1.5 Peso molecular: 558,585 g/mol.

5.1.6 Biodisponibilidade: 26%.

1.1.1   1.7 Metabolismo: hepático (não pode ser eliminado por hemodiálise).

5.1.8 Eliminação: Rins 40%, bílis 60%.

5.1.9 Categoria: anti-hipertensivo (bloqueador dos receptores do tipo 1 da
angiotensina II).

5.1.10 ⁰Ponto de fusão: 175-180 C.

5.1.11 Solubilidade: O Olmesartan Medoxomil é solúvel em metanol.

5.1.12 Farmacocinética :

No trato gastrointestinal, é convertido na sua forma ativa, o olmesartan medoxomil (RNH-6270), e na corrente sanguínea, está 99% ligado às proteínas plasmáticas. A maior parte do olmesartan é excretada nas fezes (60%); os restantes 40% são eliminados pelos rins. O olmesartan apresenta uma farmacocinética linear após doses orais únicas até 320 mg e doses orais múltiplas até 80 mg. Utilizando a área sob a curva de concentração plasmática-tempo (AUC) oral e intravenosa, a biodisponibilidade oral média foi de 29% em voluntários adultos saudáveis. O pico médio de concentração (C max) ocorreu após duas horas (intervalo 1-4 horas) e a semi-vida de eliminação média foi de aproximadamente 14-16 horas, com uma duração de ação de até 24 horas. O olmesartan não é metabolizado pelo sistema enzimático do citocromo P450, pelo que não é influenciado por medicamentos metabolizados por este mecanismo, incluindo vários medicamentos cardiovasculares comuns. O olmesartan também não é afetado pela alimentação ou pelo tratamento simultâneo com digoxina, varfarina ou antiácidos contendo alumínio.

5.1.13 Mecanismo do efeito :

O Olmesartan Medoxomil é um pró-fármaco que é hidrolisado em olmesartan quando absorvido pelo trato gastrointestinal. Actua bloqueando a ligação da angiotensina II aos receptores AT1 no músculo vascular; é, portanto, independente da via de síntese da angiotensina II, ao contrário dos inibidores da ECA, bloqueando a ligação e não a síntese da angiotensina II. O olmesartan inibe o feedback regulador negativo da secreção de renina. Como resultado deste bloqueio, o olmesartan reduz a vasoconstrição e a secreção de aldosterona, diminuindo assim a pressão arterial por vasodilatação e reduzindo a resistência periférica. [32, 33, 34]

5.2.0 Tween-80

5.2.1 estrutura :

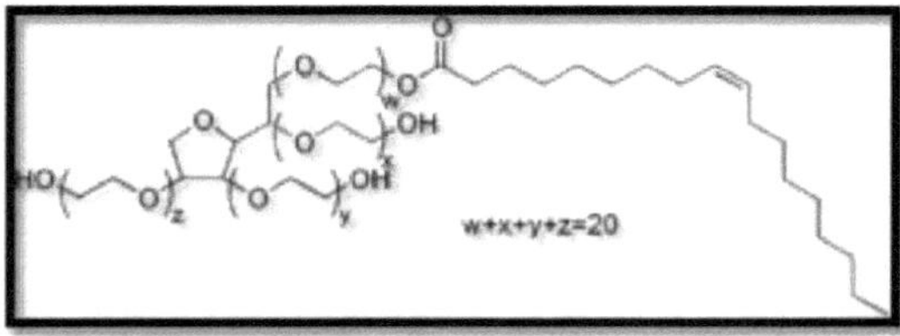

Figura 7: Estrutura do Tween-80

5.2.2 Descrição

O polissorbato 80 é um tensioativo não-iónico e um emulsionante normalmente utilizado em produtos alimentares e cosméticos. Este composto sintético apresenta-se sob a forma de um líquido amarelo, viscoso e solúvel em água.

> **Denominação IUPAC:** Monooleato de polioxietileno (20) sorbitano.
> **Propriedades físicas do Tween-80**
> **Fórmula química:** C64 H124 O26.

> **Massa molar:** 1310 g/mol.
> **Aspeto exterior:** líquido viscoso de cor âmbar.
> **Densidade: 1,06-1**,09 g/ml, líquido oleoso.
> **Ponto de ebulição**: > 100°C.
> **Solubilidade em água:** Muito solúvel.
> **Solubilidade noutros solventes:** solúvel em etanol, óleo de semente de algodão, óleo de milho, acetato de etilo, metanol e tolueno.
> **Viscosidade**: 300-500 centistokes (a 25°C).
> **Principais perigos:** Irritante.
> **NFPA 704**
> **Ponto de inflamação:** 113°C (235°F; 386 K)
> **Química :**

O polissorbato 80 é obtido a partir de sorbitano polietoxilado e ácido oleico. Os grupos hidrofílicos deste composto são poliéteres, também conhecidos como grupos polioxietileno, que são polímeros de óxido de etileno. Na nomenclatura dos polissorbatos, o nome numérico que se segue ao polissorbato refere-se ao grupo lipofílico, neste caso o ácido oleico.

5.2.3 Os nomes químicos completos do polissorbato 80 são :

Monooleato de polioxietileno(20)sorbitano(x)- mono-9-octadecenoato de sorbitano-poli(oxi-1,2-etanodil).

A concentração micelar crítica do polissorbato 80 em água pura é de 0,012 mM.

5. 2.4 Marcas :

• Alkest TW 80

-Canarcel

• Poegasorb 80

• Tween 80 - Tween é uma marca registada da ICI Americas, Inc.

5.2.5 Utilizações :

5.2.5.1 Utilizar como alimento :

O polissorbato 80 é utilizado como emulsionante em produtos alimentares.

No gelado, por exemplo, o polissorbato é adicionado numa concentração até 0,5% (v/v) para tornar o gelado mais flexível e fácil de manusear, e para aumentar a sua resistência à fusão. A adição desta substância impede que as proteínas do leite envolvam completamente as gotículas de gordura. Isto permite-lhes formar cadeias e fios que retêm o ar na mistura e garantem uma textura mais firme que mantém a sua forma à medida que o gelado derrete.

5.2.5.2 Cuidados de saúde e beleza :

O polissorbato 80 é também utilizado como tensioativo em sabões e produtos cosméticos ou como solubilizante, por exemplo, em elixires bucais. O grau cosmético do polissorbato 80 pode conter mais impurezas do que o grau alimentar.

5.2.5.3 Utilização médica :

O polissorbato 80 é um excipiente utilizado para estabilizar formulações aquosas de medicamentos parentéricos e como emulsionante no fabrico de amiodarona, um medicamento anti-arrítmico popular. É também utilizado como adjuvante em certas vacinas europeias e canadianas contra a gripe. É também utilizado no cultivo de Mycobacterium tuberculosis em caldo Middlebrook 7H9. É também utilizado como emulsionante no medicamento regulador de estrogénios Estrasorb.

5.2.5.4 Utilização em laboratório :

Algumas micobactérias contêm um tipo de lipase (uma enzima que decompõe as moléculas de lípidos). Quando adicionada a uma mistura de polissorbato 80 e vermelho de fenol, a solução muda de cor e é utilizada como um teste para identificar o fenótipo de uma estirpe ou isolado.

5.2.5.5 Consumo e efeitos possíveis :

Na Europa e na América, as pessoas consomem em média cerca de 100 mg de polissorbato 80 por dia na sua alimentação. As vacinas contra a gripe contêm 25 pg de polissorbato 80 por dose. Em geral, o polissorbato 80 é seguro e bem tolerado, embora um pequeno número de pessoas seja sensível a ele e possa ser prejudicial para as pessoas com doença de Crohn. O polissorbato 80 não é carcinogénico. Os ratos alimentados durante 12 semanas com alimentos que contêm até 5% de polissorbato 80 em volume não apresentaram efeitos tóxicos. No entanto, as quantidades de polissorbato 80 utilizadas no estudo foram determinadas com base num consumo humano máximo assumido de 750 mg por dia, e o estudo revelou diferenças estatisticamente significativas na eficiência da utilização de calorias.[51]

5.3.0 PEG-400

5.3.1 Estrutura :

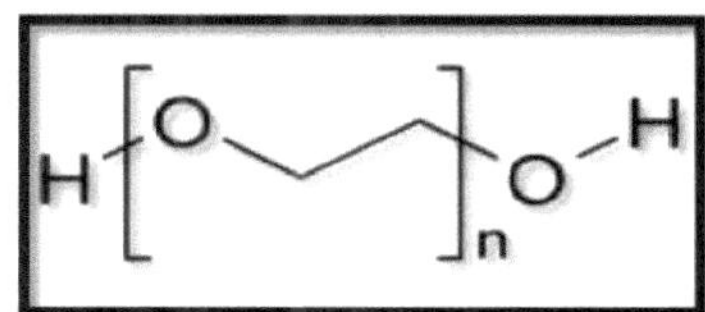

Figura 8: Estrutura do PEG-400

5.3.2 Descrição :

O PEG 400 (polietilenoglicol 400) é um polietilenoglicol de baixo peso molecular. É um líquido claro, incolor e viscoso, utilizado, entre outras razões, pela sua baixa toxicidade.

> **Caraterísticas :**
> **Denominação IUPAC:** Polietilenoglicol
> **Fórmula química:** C H $_{+2O2n4nn+1}$, n = 8,2 a 9,1.
> **Massa molar:** 380-420 g/mol.
> **Densidade**: 1,128 g/cm^3
> **Ponto de fusão**: 4 a 8°C (39 a 46°F; 277 a 281 K)
> **Viscosidade:** 90,0 cSt a 25°C, 7,3 cSt a 99°C
> **Perigos**
> **Ponto de inflamação:** 238°C (460°F; 511K)
> **LD50:** 30 mL/kg, por via oral em ratos.
> **Propriedades químicas :**

O PEG 400 é altamente hidrofílico. O coeficiente de partição do PEG 400 entre o hexano e a água é de 0,000015 (logP-4,8), o que significa que quando o PEG 400 é misturado com água e hexano, existem apenas 15 partes de PEG 400 na camada de hexano por cada 1 milhão de partes de PEG 400 na camada de água.

O PEG 400 é solúvel em água, acetona, álcoois, benzeno, glicerol, glicóis e hidrocarbonetos aromáticos, e moderadamente solúvel em hidrocarbonetos alifáticos.

5.3.3 Em utilização :

O PEG 400 é utilizado numa grande variedade de formulações farmacêuticas. Mais recentemente, tem sido utilizado no fabrico de e-líquidos para cigarros electrónicos. [50]

5.4.1 POLOXAMER 188

5.4.1 estrutura :

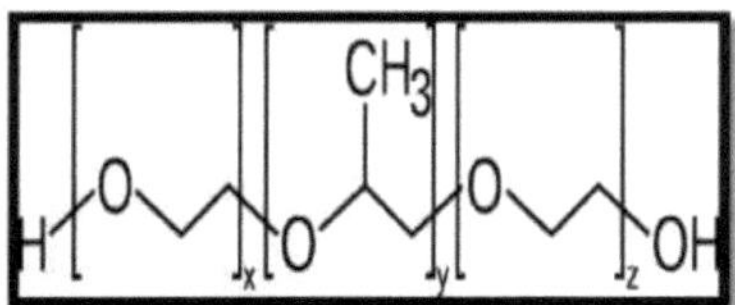

Figura 9: Estrutura do poloxâmero 188

5.4.2 Peso molecular: 7680-9510 g/mol

5.4.3 Descrição :

Os poloxâmeros são copolímeros sintéticos tribloco constituídos por uma cadeia central hidrofóbica de polioxipropileno ladeada por duas cadeias hidrofílicas de polioxietileno numa relação de peso de 4:2:4.

O poloxâmero está disponível em diferentes qualidades, com base em parâmetros físicos como o peso molecular, a percentagem em peso de oxietileno, etc. Os graus mais comuns são o poloxâmero (68, 88, 98, 108, 124, 188, 237, 338 e 407).

5.4.4 Meia-vida: 18 horas.

5.4.5 Principais aplicações clínicas dos poloxamers em vários domínios:

- Atividade biotecnológica.
- Tratamento de lesões cerebrais.
- Entrega de ADN.
- Atividade microbiológica.
- Tratamento cardiovascular com poloxamers.

5.4.6 Em utilização :

1) Podem ser utilizados para aumentar a solubilidade em água de substâncias hidrofóbicas e oleosas, ou para melhorar a miscibilidade de duas substâncias com hidrofobicidade diferente. São utilizados para tratar doenças específicas como a distrofia muscular, a insuficiência cardíaca, as doenças neurodegenerativas e as lesões eléctricas, ou para facilitar aplicações biomédicas como os transplantes.

2) A propriedade mais útil do poloxamer188 é a sua capacidade de reparar as membranas celulares danificadas, embora os mecanismos não sejam totalmente claros; é possível, contudo, que o P188 actue aumentando a densidade do pacote lipídico. Pensa-se que o poloxâmero188 actua por incorporação direta na bicamada fosfolipídica,

sendo o processo modulado pela tensão superficial da membrana lipídica, como demonstrado em experiências in vitro com monocamadas lipídicas.

5.4.7 Categoria: Tensioativo, Agente de transporte solúvel em água.

5.5.1 EUDRAGIT EPO

5.5.1 estrutura :

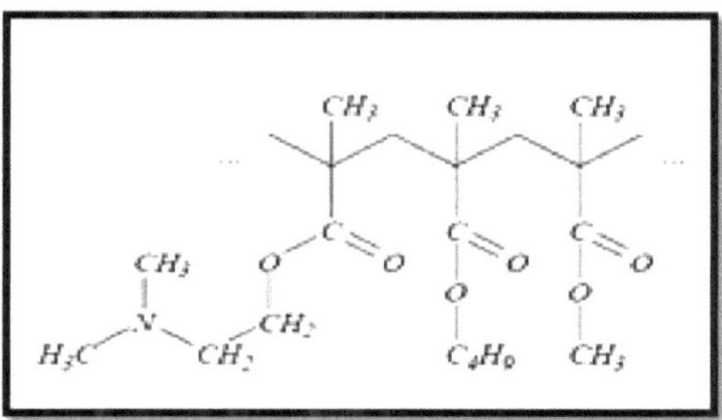

Figura 10: Estrutura do Eudragit EPO

5.5.2 Peso molecular: 47.000 g/mol.

5.5.3 Descrição :

O Eudragit EPO é um copolímero catiónico à base de metacrilato de dimetilaminoetilo, metacrilato de butilo e metacrilato de metilo. Eudragit EPO: pó branco com um odor caraterístico a amina.

Denominação IUPAC: Poli(metacrilato de butilo - co-(2-dimetilaminoetil)metacrilato - co-metilmetacrilato) 1:2:1

Nome INCI: Acrilato de dimetilaminoetilmetacrilato / copolímero.

Solubilidade :

O Eudragit EPO dissolve-se em 7 g de metanol, etanol, álcool isopropílico, acetona, acetato de etilo, cloreto de metileno ou ácido clorídrico 1 N para dar soluções límpidas a ligeiramente turvas.

Tamanho das partículas :

Eudragit EPO: Dv50 < 50 pm

O tamanho das partículas é determinado por difração de luz laser de acordo com Ph. Eur. 2.9.31 / Medição da difração de luz USP <429>.

Perdas por secagem :

Eudragit EPO: máx. 2,0% de acordo com "Substância seca / Resíduo de evaporação".

[2]Viscosidade / Viscosidade cinemática: 2,5 - 5,5 mm / s.

[20]Índice de refração: nD : 1,380 - 1,385.

[20]Densidade relativa: d20 : 0,811 - 0,821.

Libertação orientada de substâncias activas: estômago.

Resolução:

- Solúvel no fluido gástrico até pH 5,0

- Insuflável e permeável acima de pH 5,0

5.5.4 Caraterísticas :

- Baixa viscosidade, elevada capacidade de ligação de pigmentos, boa aderência.

- Baixo aumento do peso do polímero.

5.5.5 Categoria:

Material bioadesivo; agente de libertação controlada; emulsionante; estabilizador de emulsão; modificador de reologia; agente estabilizador; agente de suspensão; aglutinante de comprimidos, agente formador de película.

5.5.6 Educação cinematográfica :

Quando a solução de teste é vertida sobre uma placa de vidro, forma-se uma película transparente após a evaporação do solvente.

5.5.7 armazenamento :

Eudragit EPO: Armazenar a uma temperatura não superior a 25°C. Proteger da humidade. O armazenamento entre 8°C e 25°C satisfaz este requisito. As temperaturas superiores a 25°C provocam a aglutinação do Eudragit EPO. [52]

6.1 TRABALHO EXPERIMENTAL

6.2 MATERIAIS E MÉTODOS

Todos os materiais utilizados provêm de diferentes fontes e todos os instrumentos utilizados neste trabalho são apresentados no quadro seguinte.

Quadro 3: Lista de materiais

Sr. Não.	Material	Nome da fonte/empresa
1	Olmesartan Medoxomil	Lupin Research Park, Aurangabad.
2	PEG 400, Eudragit EPO, PLX 188	Loba Chem, Pvt. Ltd, Mumbai.
3	Tween80, Span 80	Loba Chem, Pvt. Ltd, Mumbai.
4	Metanol	Loba Chem, Pvt. Ltd, Mumbai.
5	Ácido clorídrico	Loba Chem, Pvt. Ltd, Mumbai.
6	Aerosil 200 (adsorvente)	Loba Chem, Pvt. Ltd, Mumbai.

Todos os outros ingredientes utilizados eram de qualidade analítica.

Quadro 4: Lista de instrumentos

Sr. Não	Nome do instrumento	Modelo	Visitar
1.	Balança eletrónica	BL-220H	Shimadzu Corporation, Japão.
2.	Espectrofotómetro UV-Visual de dois feixes	V-630	JASCO Corporation, Japão.
3.	Ultra-sonicador	CD-4820	Limpador de ultra-sons digital Citizen.
4.	Conjunto de filtração por membrana	1,5L de capacidade	Millipore.
5.	Testador de dissolução (USP)	TDT-08L	Laboratório de eletricidade.
6.	Espectrofotómetro FT-IR	Prestígio 21	Shimandzu, Japão.
7.	Calorímetro diferencial de varrimento	Detetor 60	Mettler-Toledo DSC 821
8.	Microscopia eletrónica de varrimento	JSM 6360 LV	Joël, Japão.
9.	XRD	PW 1729	Philips, Países Baixos.
10.	Secador por pulverização para laboratório	LU 222 AVANÇO	Dahisar (E) mumbai-68, Índia.

6.2 ESCOLHA DO MEDICAMENTO E DOS EXCIPIENTES

O olmesartan medoxomil é um fármaco pouco hidrossolúvel pertencente à classe II da classificação BCS. O olmesartan medoxomil é um antagonista dos receptores da angiotensina II utilizado no tratamento da hipertensão. Tem baixa solubilidade e biodisponibilidade. É um candidato adequado para a formulação utilizando a técnica de emulsão seca. Foram utilizados vários polímeros, como o poloxómero 188, o Eudragit EPO e o PEG 400, para aumentar a solubilidade do fármaco.

6.3 TESTES DE IDENTIFICAÇÃO DE DROGAS

6.3.1 Estudo de pré-formulação

6.3.1.1 Aspeto físico

Inclui uma inspeção visual da emulsão seca.

6.3.1.2 Ponto de fusão

O ponto de fusão do olmesartan medoxomil foi determinado pelo método capilar utilizando um medidor de ponto de fusão programável.

6.3.1.3 Determinação do κ max dos MLOs em metanol

O OLM (100 mg) foi pesado com exatidão e transferido para um balão volumétrico (100 ml). Dissolveu-se adequadamente em metanol e diluiu-se até ao traço com metanol para obter uma concentração final de 1000 lig/ml, sendo depois utilizada como solução-mãe. Preparou-se uma nova diluição com metanol para 100 lig/ml e uma nova diluição com metanol para 10 ug/ml. Esta solução foi analisada na gama UV de 400 a 200 nm. O espetro foi obtido de modo a determinar a absorção máxima (X max).

6.3.1.4 Curva de calibração para MLOs em metanol

O OLM (100 mg) foi pesado com exatidão e transferido para um balão volumétrico (100 mL). Foi devidamente dissolvido em metanol e diluído até à marca com metanol para obter uma concentração final de 1000 ug/mL, sendo depois utilizado como solução-mãe I. Tomou-se 1 mL da solução-mãe I e diluiu-se até 10 mL com metanol. (Solução-mãe II, 100 ug/mL), e novamente 0,2 mL, 0,4 mL, 0,6 mL, 0,8 mL e 1,0 mL da solução resultante foram diluídos com 10 mL de metanol para obter 2, 4, 6, 8, 10 ug/mL de solução, e a solução resultante foi usada como solução padrão de trabalho. Foram analisadas utilizando um espetrofotómetro UV, medindo a absorvância a 257 nm.

6.3.1.5 Determinação do κ max dos MLOs em água destilada

O OLM (100 mg) foi pesado com exatidão e transferido para um balão volumétrico (100 mL). Dissolveu-se adequadamente em metanol (60 mL) e diluiu-se até à marca com água destilada para obter uma concentração final de 1000 pg/mL, sendo depois utilizada como solução de reserva. Foi efectuada uma nova diluição com água destilada para obter 10 pg/mL. Esta solução foi analisada na gama UV de 400 a 200 nm. O espetro foi registado para determinar a absorção máxima (1 max).

6.3.1.6 Curva de calibração do OLM em água destilada

O OLM (100 mg) foi pesado com exatidão e transferido para um balão volumétrico (100 mL). Dissolveu-se adequadamente em metanol (40 mL) e diluiu-se até à marca com água destilada para obter uma concentração final de 1000 pg/mL, sendo depois utilizada como solução de reserva I. Tomou-se 1 mL da solução de reserva I e diluiu-se até 10 mL com água destilada. (Solução-mãe II, 100 pg/mL) e, em seguida, novamente 0,2 mL, 0,4 mL, 0,6 mL, 0,8 mL, 1,0 mL e 1,2 mL da solução resultante foram diluídos com 10 mL de água destilada para obter uma solução de 2, 4, 6, 8, 10, 12 pg/mL, e a solução resultante foi utilizada como solução padrão de trabalho. Foram analisadas utilizando um espetrofotómetro UV, medindo a absorvância a 257,4 nm.

6.3.1.7 Determinação do κ max dos MLOs em ácido clorídrico 0,01 N

O OLM (100 mg) foi pesado com exatidão e transferido para um balão volumétrico (100 mL). Dissolveu-se adequadamente em HCl 0,01 N e diluiu-se até à marca com HCl 0,01 N para obter uma concentração final de 1000 pg/mL, sendo depois utilizada como solução de reserva. Foi preparada uma nova diluição com HCl 0,01N para 10 pg/mL. Esta solução foi analisada na gama UV de 400 a 190 nm. O espetro foi utilizado para determinar o máximo de absorção (1 max).

6.3.1.8 Curva de calibração do OLM em ácido clorídrico 0,01 N

O OLM (100 mg) foi pesado com exatidão e transferido para um balão volumétrico (100 mL). Foi devidamente dissolvido em HCl 0,01 N e diluído até à marca com HCl 0,01 N para obter uma concentração final de 1000 pg/mL, sendo depois utilizado como solução-mãe I. Tomou-se 1 mL da solução-mãe I e diluiu-se até 10 mL com HCl 0,01 N. (solução-mãe II, 100 pg/mL), em seguida, mais 0,2 mL, 0,4 mL, 0,6 mL, 0,8 mL e 1,0 mL da solução resultante foram diluídos com 10 mL de HCl 0,01 N para dar 2, 4, 6, 8, 10, 12 pg/mL, e a solução resultante foi utilizada como solução padrão de trabalho. Foram analisadas utilizando um espetrofotómetro UV, medindo a absorvância a 247,8 nm.

6.3.1.9 Dosagem de olmesartan Medoxomil

O OLM (100 mg) foi pesado com exatidão e transferido para um balão volumétrico (100 mL). Foi devidamente dissolvido em metanol e diluído até à marca com metanol para obter uma concentração final de 1000 ug/ml, sendo depois utilizado como solução-mãe I. Tomou-se 1 mL da solução-mãe I e diluiu-se até 10 mL com metanol. (Solução-mãe II, 100 ug/ml.), depois diluiu-se novamente 0,2 mL, 0,4 mL, 0,6 mL, 0,8 mL e 1 mL da solução resultante com 10 mL de metanol para obter 2, 4, 6, 8, 10 ug/ml. Foram analisadas utilizando um espetrofotómetro UV, medindo a absorvância a 257 nm. A percentagem de pureza do fármaco foi então calculada utilizando a seguinte fórmula

Cálculo de acordo com o diagrama

% de pureza ------------------------------------- =X100

Cálculo a cálculo

6.3.1.10 Solubilidade do OLM em água destilada

A solubilidade do olmesartan medoxomil foi determinada em água destilada. Uma quantidade conhecida (50 mg) de fármaco em excesso foi vertida em frascos de 5 ml com tampa de rosca. Os frascos fechados foram mantidos num agitador mecânico durante 48 horas. Uma vez atingido o equilíbrio, cada tubo de ensaio foi centrifugado durante 20 minutos a 6000 rpm numa centrífuga (OSCAR OPTIK Modelo-OS-2304, Índia). O sobrenadante foi filtrado através de um filtro de membrana com um disco de filtro de 0,45 um. A solução filtrada foi diluída adequadamente com metanol e a absorção de UV foi medida a 257,4 nm. A concentração do fármaco dissolvido foi determinada utilizando a equação padrão.

6.4 SELECÇÃO DE ÓLEOS, TENSIOACTIVOS E CO-SURFACTANTES

A escolha dos óleos tensioactivos ou co-surfactantes no resto do estudo foi orientada pela eficácia da emulsificação e não pela capacidade de solubilizar o MLO. A solubilidade do olmesartan medoxomil em determinados óleos, tensioactivos e co-surfactantes. Triagem preliminar dos tensioactivos Os tensioactivos não-iónicos são geralmente considerados menos tóxicos do que os tensioactivos iónicos. São geralmente adequados para administração oral. A seleção é efectuada utilizando um espetrofotómetro para medir a solubilidade do fármaco em óleos, tensioactivos e co-surfactantes.

Os óleos preferidos foram o azeite, o óleo de soja, o miristato de isopropilo e o óleo de rícino, os tensioactivos foram o Tween 80 e o Span 80 e o co-surfactante foi o PEG 400.

6.5 ESCOLHA DOS SOLVENTES

O solvente utilizado para formular a emulsão seca deve satisfazer os seguintes critérios:

1. Tanto o fármaco como o excipiente devem ser dissolvidos.
2. Os solventes tóxicos devem ser evitados devido ao risco de resíduos após a preparação, por exemplo, clorofórmio e diclorometano.
3. O etanol pode ser utilizado como alternativa, uma vez que é menos tóxico.
4. É preferível água destilada.
5. Os tensioactivos são utilizados para melhorar a solubilidade da LMF na água.

6.6 PREPARAÇÃO DE UMA EMULSÃO SECA

6.6.1 Preparação de uma emulsão seca com PEG 400 utilizando o processo O/W

O Tween80 e o PEG 400 foram medidos com exatidão em diferentes proporções (1:0,25, 1:0,50 e 1:1), colocados num copo e agitados com um agitador magnético. A emulsão foi preparada dissolvendo o fármaco em óleo de rícino, no qual o fármaco se dissolve ao máximo, e depois adicionando uma quantidade de fase aquosa ao óleo. Em seguida, adicionou-se uma certa quantidade de tensioativo, uma proporção de co-surfactante e um adsorvente (Aerosil 200). Esta emulsão foi depois homogeneizada a 5.000 rpm para obter uma emulsão estável de cor branca leitosa. A estabilidade da emulsão foi verificada armazenando-a durante 48 horas. Estas emulsões leitosas foram secas utilizando o secador de laboratório por pulverização LU 222 Advanced. [0003]Nas seguintes condições: temperatura de entrada de 150 C, temperatura de saída de 120 C, temperatura de arrefecimento de 80 C, caudal do aspirador de 50Nm/hora, caudal da bomba de alimentação de 1mL/min.

6.6.2 Preparação de uma emulsão seca com poloxómero188 utilizando o processo O/W

O Tween80 e o poloxómero188 foram medidos com precisão em diferentes proporções (1:0,25, 1:0,50 e 1:1), colocados num copo e agitados com um agitador magnético. A emulsão foi preparada dissolvendo o fármaco em óleo de rícino, no qual o fármaco se dissolve ao máximo, e depois adicionando uma quantidade de fase aquosa ao óleo. Foi então adicionada uma certa quantidade de tensioativo, fração de polímero e adsorvente (Aerosil200). Esta emulsão foi depois homogeneizada a 5.000 rpm para obter uma emulsão estável de cor branca leitosa. A estabilidade da emulsão foi verificada mantendo-a durante 48 horas. Estas emulsões leitosas foram então secas utilizando o secador de laboratório por pulverização LU 222 Advanced. [0003]Nas seguintes condições: temperatura de entrada de 150 C, temperatura de saída de 120 C, temperatura de arrefecimento de 80 C, caudal do aspirador de 50Nm/hora, caudal da bomba de alimentação de 1mL/min.

6.6.3 Preparação de uma emulsão seca com EPO utilizando o processo O/W

O Tween80 e a EPO foram medidos com exatidão em diferentes proporções (1:0,25, 1:0,50 e 1:1), colocados num copo e agitados com um agitador magnético. A emulsão foi preparada dissolvendo o fármaco em óleo de rícino, no qual o fármaco se dissolve ao máximo, e depois adicionando ao óleo uma quantidade de fase aquosa com um veículo solúvel em água. Foi então adicionada uma certa quantidade de tensioativo, de fração polimérica e de adsorvente (Aerosil200). Esta emulsão foi depois homogeneizada a 5.000 rpm para obter uma emulsão estável de cor branca leitosa. A estabilidade da emulsão foi verificada mantendo-a durante 48 horas. Estas emulsões leitosas foram então secas utilizando o secador de laboratório por pulverização LU 222 Advanced. [0003]Nas seguintes condições: temperatura de entrada de 150 C, temperatura de saída de 120 C, temperatura de arrefecimento de 80 C, caudal do aspirador de 50Nm/hora, caudal da bomba de alimentação de 1mL/min.

Quadro 5: Código do método e da formulação para a emulsão seca de óleo de rícino

Reg. n.º.	tensioativo : Polímero	Rácio	Método	Código de formulação	Óleo
1	Tween80 PEG-400	1 :.0.25	Tipo O/W utilizando um secador por pulverização	Q1	Óleo de rícino
2		1:0.50		Q2	Óleo de rícino
3		1:1		Q3	Óleo de rícino
4	Tween80 Poloxómero188	1:0.25	Tipo O/W utilizando um secador por pulverização	R1	Óleo de rícino
5		1:50		R2	Óleo de rícino
6		1:1		R3	Óleo de rícino
7	Tween80 Eudragit EPO	1:0.25	Tipo O/W utilizando um secador por pulverização	S1	Óleo de rícino
8		1:0.50		S2	Óleo de rícino

| 9 | | 1:1 | | S3 | Óleo de rícino |

Quadro 6: Código do método e da formulação para a emulsão seca de azeite

Reg. n.º.	tensioativo : Polímero	Rácio	Método	Formulação Código	Óleo
1	Tween80 PEG-400	1 :.0.25	Tipo O/W utilizando um secador por pulverização	T1	Azeite
2		1:0.50		T2	Azeite
3		1:1		T3	Azeite
4	Tween80 Poloxómero188	1:0.25	Tipo O/W utilizando um secador por pulverização	P1	Azeite
5		1:50		P2	Azeite
6		1:1		P3	Azeite
7	Tween80 Eudragit EPO	1:0.25	Tipo O/W utilizando um secador por pulverização	E1	Azeite
8		1:0.50		E2	Azeite
9		1:1		E3	Azeite

Tabela 7: Método e código de formulação para emulsão seca utilizando span80 em óleo de rícino

Reg. n.º.	tensioativo : Polímero	Rácio	Método	Código de formulação	Óleo
1	Margem 80 PEG-400	1 :.0.25	Tipo O/W utilizando um secador por pulverização	Q11	Óleo de rícino
2		1:0.50		Q22	Óleo de rícino
3		1:1		Q33	Óleo de rícino
4	Margem 80 Poloxómero188	1:0.25	Tipo O/W utilizando um secador por pulverização	R11	Óleo de rícino
5		1:50		R22	Óleo de rícino
6		1:1		R33	Óleo de rícino
7	Margem 80 Eudragit EPO	1:0.25	Tipo O/W utilizando um secador por pulverização	S11	Óleo de rícino
8		1:0.50		S22	Óleo de rícino
9		1:1		S33	Óleo de rícino

Quadro 8: Código do método e da formulação para a emulsão seca de span80 em azeite

Reg. n.º.	tensioativo : Polímero	Rácio	Método	Código de formulação	Óleo
1		1 :.0.25	Tipo O/W utilizando um secador por pulverização	T11	Azeite
2	Margem 80 PEG-400	1:0.50		T22	Azeite
3		1:1		T33	Azeite
4		1:0.25	Tipo O/W utilizando um secador por pulverização	P11	Azeite
5	Margem 80 Poloxómero188	1:50		P22	Azeite
6		1:1		P33	Azeite
7		1:0.25	Tipo O/W utilizando um secador por pulverização	E11	Azeite
8	Margem 80 Eudragit EPO	1:0.50		E22	Azeite
9		1:1		E33	Azeite

Formulação e avaliação de uma emulsão seca de olmesartan Medoxomil

6.7 CARACTERIZAÇÃO DA EMULSÃO SECA

6.7.1 Conteúdo do medicamento

A emulsão seca correspondente a 10 mg de olmesartan medoxomil foi pesada com exatidão e dissolvida numa quantidade adequada de metanol, sendo depois filtrada com papel de filtro Whatman n.º 41. As soluções-mãe foram diluídas adequadamente com água destilada. O teor da substância ativa foi analisado utilizando um espetrofotómetro UV a 257 nm.

6.7.2 Estudo de solubilidade

6.7.2.1 Solubilidade do medicamento

O excesso de fármaco foi adicionado a 5 ml de água destilada num balão volumétrico com uma rolha. Os balões volumétricos foram mantidos num agitador a 37±0,5°C durante 48 horas. As soluções foram filtradas através de um filtro millipore de 0,45 um e o filtrado foi analisado espectrofotometricamente a 257 nm.

6.7.2.2 Solubilidade da emulsão seca

O excesso de emulsão seca foi adicionado a 5 ml de água destilada num balão volumétrico separado com uma rolha. Os balões volumétricos foram mantidos num agitador a 37±0,5°C durante 48 horas. As soluções foram filtradas através de um filtro millipore de 0,45 um e o filtrado foi analisado espectrofotometricamente a 257 nm.

6.7.3 Nível de humidade

Foram efectuados estudos de teor de humidade para determinar a percentagem de humidade que o pó de emulsão seco deve conter. O teor de humidade foi estudado de acordo com a seguinte fórmula

6.7.4 Determinação do tamanho das partículas

[TM] O tamanho das partículas da emulsão seca e da formulação do fármaco foi determinado utilizando o instrumento Delsa Nano.

6.8 Compatibilidade dos excipientes Este estudo foi realizado para determinar as interações entre o fármaco e os polímeros e a formação de complexos de inclusão. Os métodos utilizados foram

$$MC = \frac{\text{Initial weight} - \text{Oven Dry Weight}}{\text{Oven Dry Weight}} \times 100$$

6.8.1 Espectroscopia de infravermelhos com transformada de Fourier (FTIR) 61
Foram efectuados estudos de infravermelhos para excluir qualquer interação entre o medicamento e o excipiente utilizado na formulação da emulsão seca pelo método do disco de brometo de potássio utilizando um espetrofotómetro de infravermelhos. A gama de varrimento foi de 400 a 4000 cm.$^{-1}$

6.8.2 Calorimetria Exploratória Diferencial (DSC)
Os termogramas DSC do medicamento puro e da emulsão seca foram registados utilizando um calorímetro diferencial de varrimento (Mettler Toledo DSC823e). [00]Aproximadamente 2-5 mg de cada amostra foram aquecidos num recipiente de alumínio aberto de 30 C a 150 C a uma taxa de aquecimento de 100 C/min sob um fluxo de azoto de 50 ml/min.

6.8.3 Difração de raios X em pó (PXRD)
Devido à importância da caraterização de substâncias medicamentosas sólidas, os métodos analíticos como a difractometria de raios X são geralmente utilizados no domínio farmacêutico. A deteção de fases cristalinas em sistemas mistos pode ser analisada utilizando

a difração de raios X em pó. No entanto, a cristalinidade excessiva leva à fragilidade. As partes cristalinas dão picos de difração nítidos e estreitos, enquanto o componente amorfo dá um pico muito largo. O rácio entre estas intensidades é utilizado para calcular a proporção de cristalinidade no material.

6.8.4 Microscopia eletrónica de varrimento (SEM)

Para a microscopia eletrónica de varrimento (SEM), 2 mg da amostra de fármaco puro e da emulsão sólida seca foram fixados aos cotos com fita adesiva de dupla face e depois revestidos com uma liga de ouro-paládio por pulverização iónica de película fina. As amostras foram depois analisadas utilizando um microscópio eletrónico de varrimento.

6.9 . Estudos de resolução

Foram efectuados estudos de dissolução in vitro para o telmisartan e a emulsão seca utilizando um aparelho de pás USP tipo II. Os estudos de dissolução foram monitorizados durante 4 horas. Uma amostra correspondente a 40 mg de olmesartan medoxomil foi adicionada a 1000 mL de HCl 0,1N a 37 ± 0,50 C e agitada a 50 rpm. Foi retirada uma alíquota de 5 ml a intervalos regulares e filtrada com papel de filtro Whatman n.º 41. Substituiu-se um volume igual de meio de dissolução fresco para obter o volume do meio de dissolução. As amostras filtradas foram analisadas espectrofotometricamente a 257 nm.

7 RESULTADOS E DISCUSSÃO
APARÊNCIA FÍSICA

Cor:-Branco

Odor: - Inodoro

Ponto de fusão: -

Quadro 9: Ponto de fusão do MLO

Reg. n.º.	Ponto de fusão (0C)	Ponto de fusão médio (0C)
1	176	
2	176	175.66
3	175	

^{00C}O ponto de fusão do OLM é 175-180 C e o ponto de fusão da amostra dada do medicamento OLM foi 175,66. O objetivo era, portanto, determinar se a amostra de OLM em causa se encontrava na forma pura.

7.1 κ MAX

7.1.1. κ max do olmesartan medoxomil em metanol

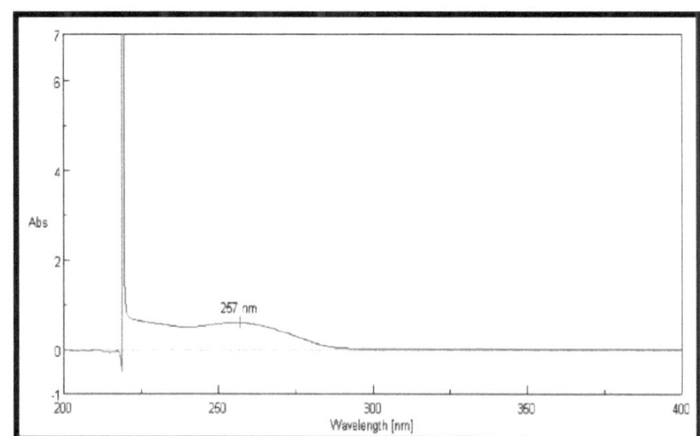

Figura 11: κ max do olmesartan medoxomil em metanol.

Tabela 10: Dados relativos à absorvância e à concentração de MLO em metanol a 257 nm

Reg. n.º.	Conc. pg/ mL	Absorvância a 257 (nm)
1	2	0.1918
2	4	0.2822
3	6	0.4599
4	8	0.6332

| 5 | 10 | 0.7632 |

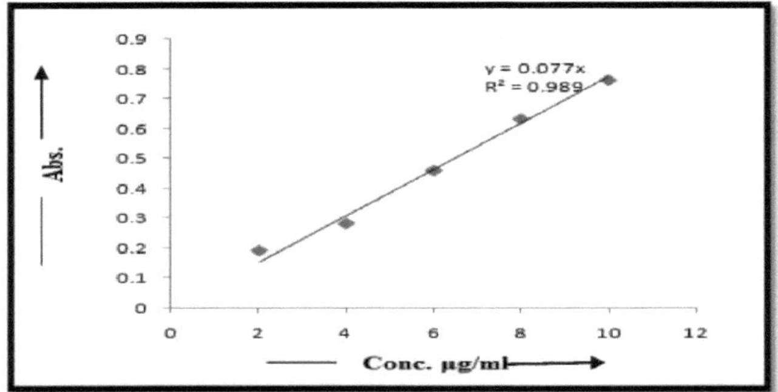

Figura 12: Curva de calibração do olmesartan medoxomil em metanol a 257 nm.

- O 1max do olmesartan medoxomil em metanol foi observado a 257 nm.
- A curva de calibração do olmesartan medoxomil em metanol foi linear
  na gama de 2 a 10 ug/ml.
- O coeficiente de correlação foi estimado em 0,989.

7.2.2. 1 max olmesartan medoxomil em água destilada.

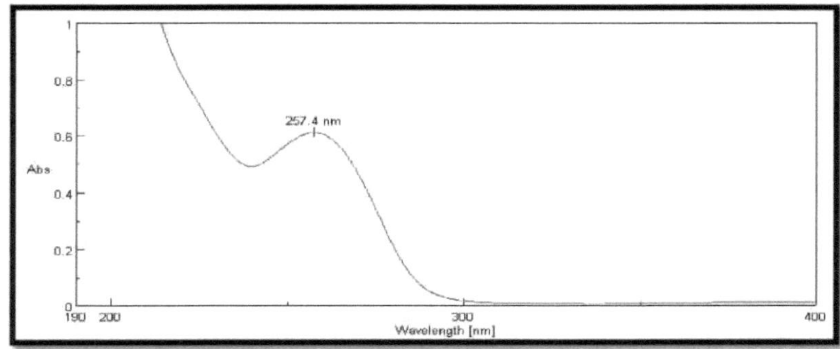

Figura 13: 1 max de olmesartan medoxomil em água destilada.

Tabela 11: Absorvância e dados de concentração para MLO em água destilada a 257,4 nm

Reg. n.º.	Conc. ^g/mL	Absorvância a 257,4 (nm)
1	2	0.1717
2	4	0.2602
3	6	0.4536
4	8	0.5562
5	10	0.7062

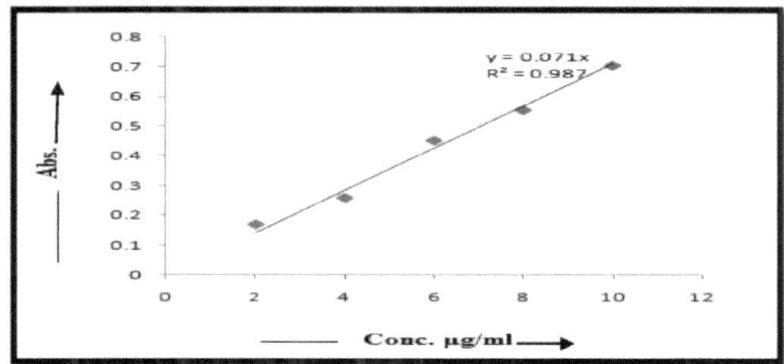

Figura 14: Curva de calibração do olmesartan medoxomil em água destilada a 257,4 nm

- O 1max do olmesartan medoxomil em água destilada foi observado a 257,4 nm.
- A curva de calibração do olmesartan medoxomil em água destilada foi linear na gama de 2-10 Lig/ml,
- O coeficiente de correlação foi determinado como sendo de 0,987.

7.2.3. 1 max olmesartan medoxomil em ácido clorídrico 0,1 N

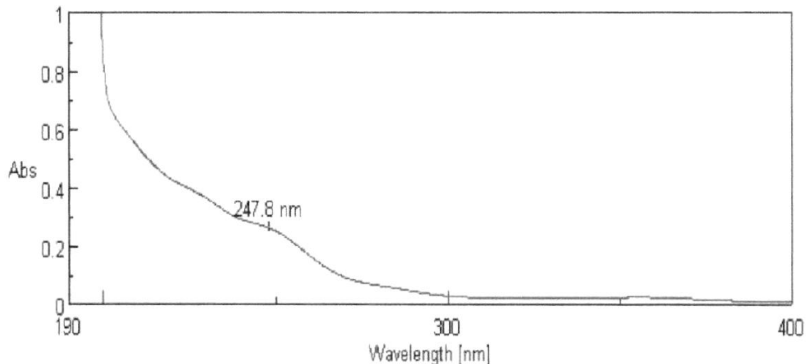

Figura 15: 1 max de olmesartan medoxomil em ácido clorídrico 0,1N

Tabela 12: Absorvância e dados de concentração para OLM em HCl 0,1 N a 247,8 nm

Reg. n.º.	Conc. ^g/mL	Absorvância a 247,8 (nm)
1	2	0.1055
2	4	0.1868
3	6	0.2488
4	8	0.3533
5	10	0.5638

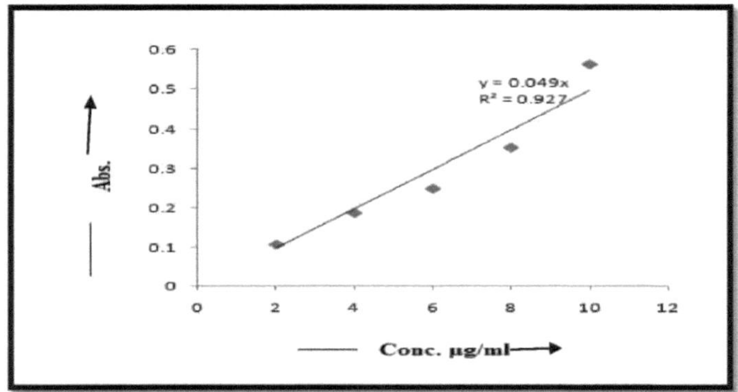

Figura 16: Curva de calibração do olmesartan medoxomil em HCl 0,1N a 247,8 nm

- O lmax do olmesartan medoxomil foi detectado a 247,8 nm.

- A curva de calibração do olmesartan medoxomil em HCl 0,1 N foi linear

  na gama de 2 a 10 ug/ml.

- O coeficiente de correlação foi estimado em 0,927.

7.3 DOSAGEM DE OLMESARTAN-MEDOXOMIL

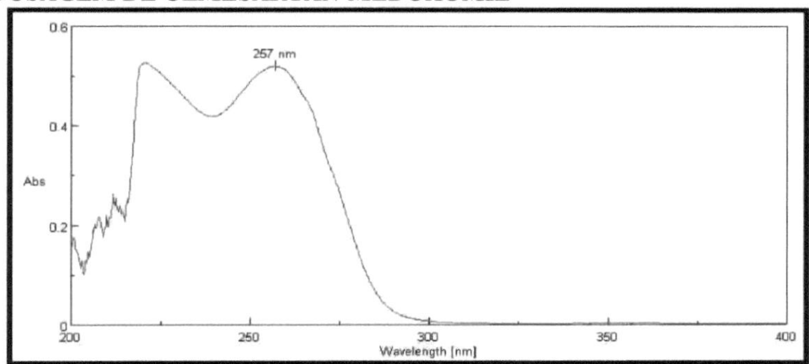

Figura 17: l max de olmesartan medoxomil

Quadro 13: Dados de absorção e concentração do olmesartan medoxomil em metanol

Reg. n.º.	Conc. ^g/mL	Absorção a 257(nm)
1	2	0.1918
2	4	0.2923
3	6	0.4598
4	8	0.6433
5	10	0.7736
6	Desconhecido	0.7648

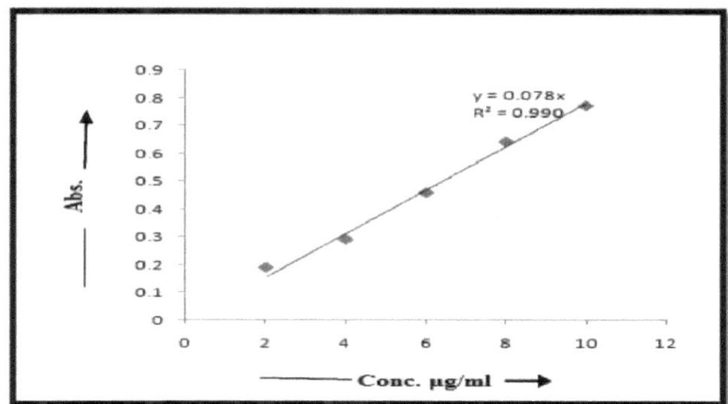

Figura 18: Curva de calibração do olmesartan medoxomil em metanol a 257 nm

- O lmax do olmesartan medoxomil foi detectado a 257 nm.
- A curva de calibração do olmesartan medoxomil em metanol foi linear na gama de 2-10 ug/ml.
- O coeficiente de correlação foi determinado como sendo de 0,990.
- A percentagem de pureza do OLM foi estabelecida em 101,5%.

7.4 SOLUBILIDADE DA OLMO

7.4.1 Solubilidade do OLM em água destilada

Quadro 14: Solubilidade do OLM em água destilada

Reg. n.º.	Solubilidade	Absorvância a 257,4nm	Solubilidade em iig/mL
1	Solubilidade 1	1.4535	204.71
2	Solubilidade 2	1.4514	204.42
3	Solubilidade 3	1.4498	204.19

A solubilidade do fármaco OLM em água destilada antes da formulação da emulsão seca foi de 204,71, 204,42, 204,19 µg/ml, uma vez que o fármaco OLM é praticamente insolúvel ou hidrofóbico (repelente de água).

7.4.2 Solubilidade do OLM em diferentes óleos

Quadro 15: Absorção e solubilidade do fármaco em determinados óleos

Reg. n.º.	Nome dos óleos	Absorção a 257(nm)	Solubilidade dos MLOs em óleos (g/ml)
1	Azeite	0.0967	1230 µg/ml
2	Óleo de soja	0.0859	1100 lig/ml.
3	Miristato de isopropilo	0.0847	1080 lig/ml.
4	Óleo de rícino	0.3052	3910 g/ml

O quadro acima mostra que a solubilidade do medicamento OLM em óleo é de 1230, 1100, 1080, 3910 µg/ml, o que significa que o medicamento OLM é mais solúvel em óleos utilizados para a formulação de emulsões secas, uma vez que o medicamento OLM é hidrofóbico.

7.5 AVALIAÇÃO DO PÓ DE EMULSÃO SECO

T3: Emulsão seca em pó com PEG 400.

S3: Emulsão seca em pó com Eudragit EPO.

R3: Emulsão seca em pó contendo poloxâmero 188.

7.5.1 CONTEÚDO DO MEDICAMENTO

Quadro 16: Percentagem de substâncias activas na formulação

Reg. n.º.	Formulação Código	Dupla absorção a 257 nm	Teor de substância ativa em (g/ml)	% Teor de substância ativa
1	T3	0.5214	7.24	72.4%
		0.5231	7.69	76.9%
2	S3	0.8989	9.56	95.6%
		0.8786	9.44	94.4%
3	R3	0.9145	9.62	96.2%
		0.9144	9.62	96.2%

Verificou-se que o teor de ingrediente ativo da emulsão seca preparada se situa no intervalo de 72,4 a 96,2%. Observou-se aqui que o conteúdo de ingrediente ativo da emulsão seca preparada com PEG400 tinha uma baixa percentagem de conteúdo de ingrediente ativo e que outras emulsões secas preparadas com Eudragit EPO e Poloxamer 188 tinham uma elevada percentagem de conteúdo de ingrediente ativo, o que se deveu a uma modificação dos polímeros ou dos transportadores.

7.5.2 SOLUBILIDADE DO PÓ DE EMULSÃO SECO EM ÁGUA DESTILADA

Table 17: Solubilidade do pó de emulsão seco em água destilada

Reg. n.º.	Código de formulação	Absorção em triplicado a 257,4 (nm)	Solubilidade em g/ mL
1	T3	1.5569	219.2
		1.5689	220.9
		1.5597	219.6
2	S3	1.7998	253.4
		1.7889	251.9
		1.7829	251.1
3	R3	1.8920	266.4
		1.8889	266.0
		1.8879	265.9

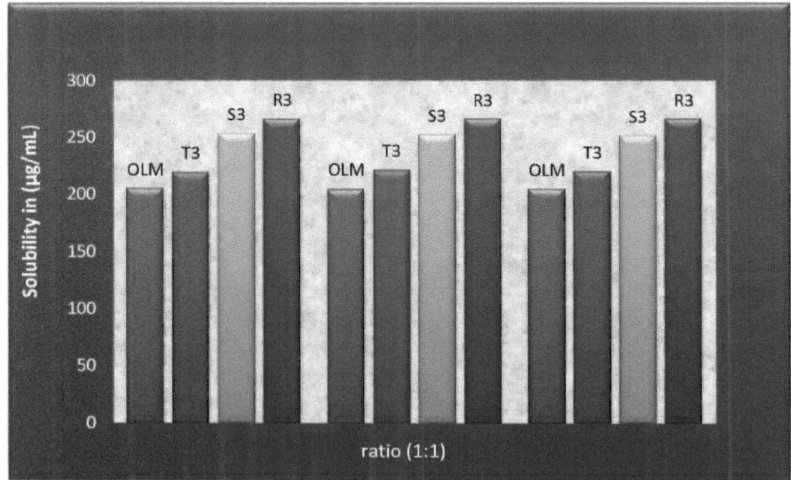

Figura 19: Representação gráfica dos dados do estudo de solubilidade

O gráfico acima mostra que a solubilidade do OLM em água destilada é muito baixa em comparação com a emulsão seca preparada. A coluna azul apresenta uma solubilidade mais elevada em água destilada devido à adição de poloxâmero 188, que actua como um transportador ou polímero solúvel em água. O diagrama acima mostra que a solubilidade da emulsão seca preparada varia devido à adição de diferentes polímeros, de tal forma que a solubilidade da formulação S3 e R3 aumenta em comparação com o medicamento puro e a solubilidade da formulação T3 aumenta ligeiramente ou é ligeiramente superior à do medicamento OLM, o que se deve à modificação dos polímeros na formulação.

7.6 NÍVEIS DE HUMIDADE

Table 18: % Teor de humidade

Sr. Não	Temp. de armazenamento (0C)	Peso inicial (gm) T3, S3 e R3	Peso seco na estufa (gm)			% Teor de humidade (%)		
			T3	S3	R3	T3	S3	R3
1	50	20	19.96	19.98	19.98	0.20	0.10	0.10
2	60	20	19.91	19.93	19.96	0.45	0.35	0.20
3	70	20	19.52	19.85	19.95	2.45	0.75	0.25
4	80	20	18.92	19.81	19.90	5.70	0.95	0.50
5	90	20	18.63	19.53	19.85	7.35	2.40	0.75
6	100	20	18.52	19.39	19.75	7.99	3.14	1.26
7	110	20	18.42	19.28	19.73	8.57	3.73	1.36
8	120	20	18.21	19.20	19.71	9.82	4.16	1.47

A tabela acima mostra que o teor de humidade percentual da formulação T3 estava entre 0,20 e 9,82%, enquanto a formulação S3 tinha um teor de humidade percentual entre 0,10 e 4,16% e a formulação R3 um teor de humidade percentual entre 0,10 e 1,47%.

7.7 DIMENSÃO DAS PARTÍCULAS DAS FORMULAÇÕES DE EMULSÕES SECAS

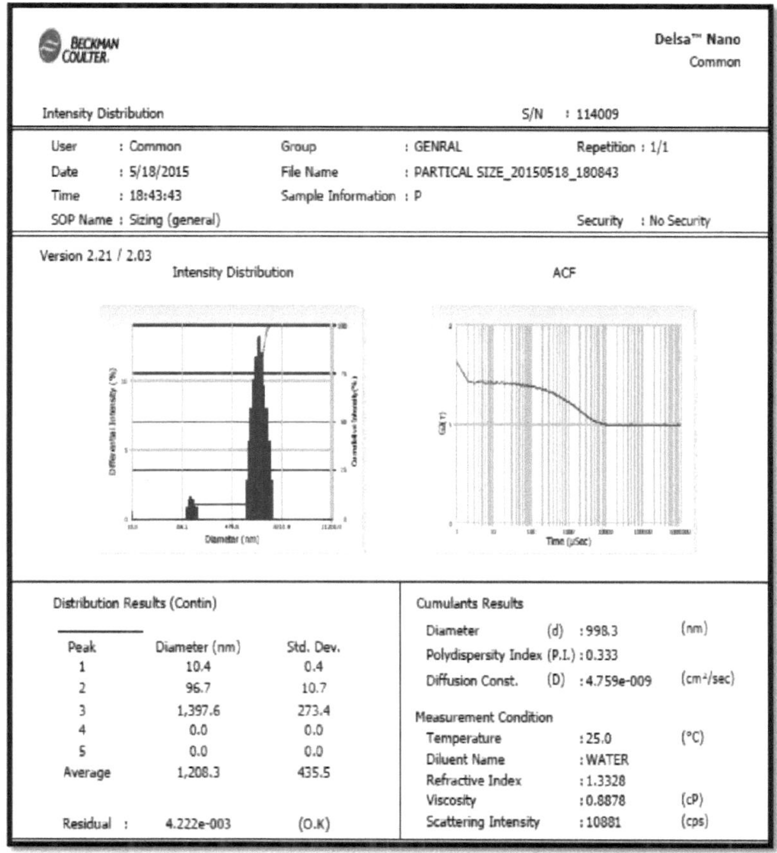

Figura 20: Diagrama de tamanho de partícula para OLM.

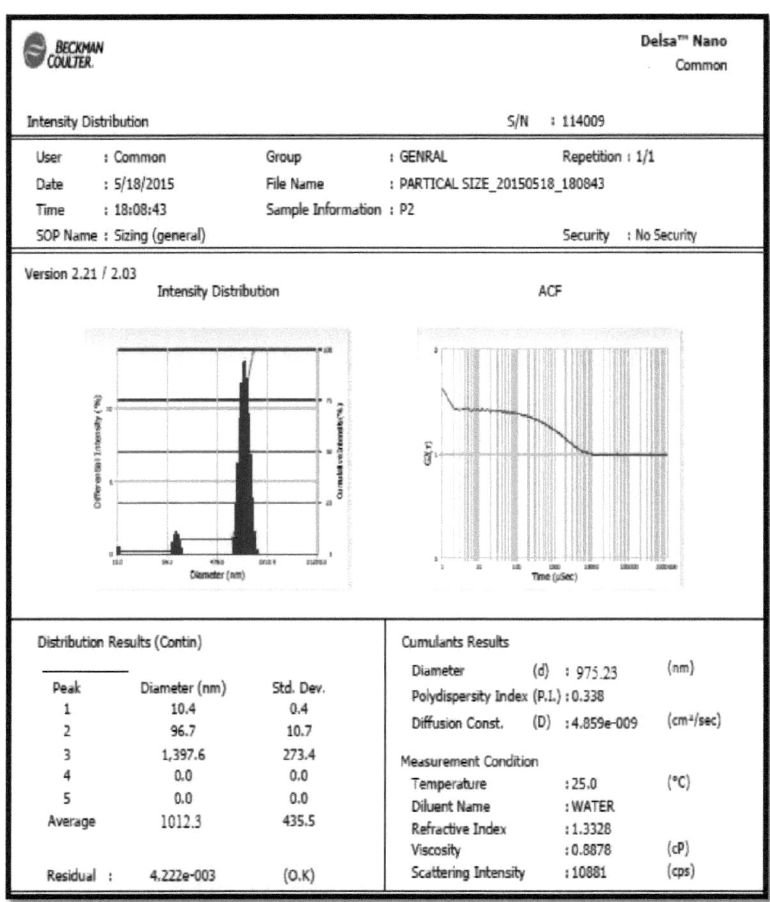

Figura 21: Diagrama de tamanho de partícula de um pó de emulsão seca contendo PEG 400.

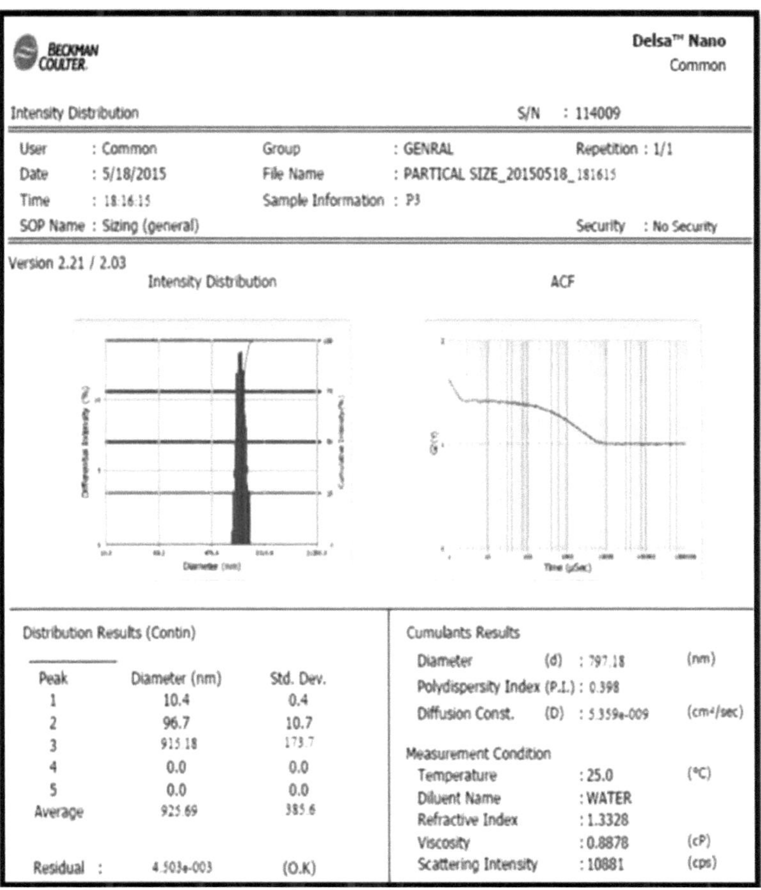

Figura 22: Diagrama granulométrico da emulsão seca em pó com Eudragit EPO

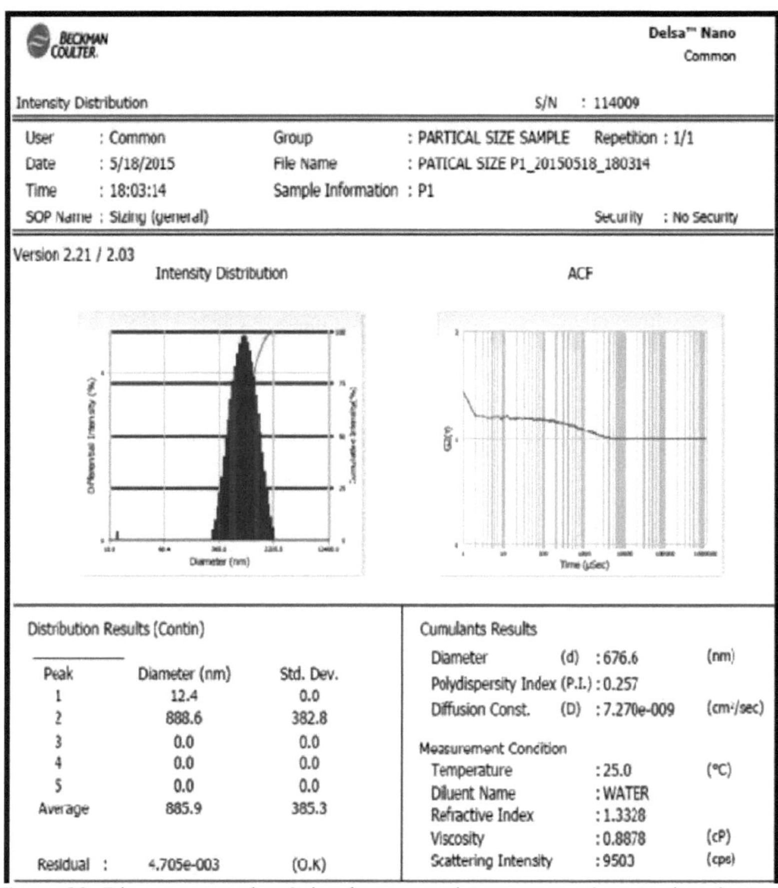

Figura 23: Diagrama granulométrico de uma emulsão seca em pó contendo poloxâmero 188.

O diagrama acima mostra que o tamanho das partículas do medicamento OLM era de 998,30 nm. O tamanho das partículas do pó da emulsão seca contendo PEG 400 era de 975,23 nm. O tamanho das partículas da emulsão seca em pó contendo Eudragit EPO foi de 797,18 nm. O tamanho das partículas do pó da emulsão seca com polaxamer188 foi de 676,6 nm. A emulsão seca preparada com polaxamer188 aumentou a sua solubilidade em água devido à redução do tamanho das partículas.

7.8 ESPECTROSCOPIA DE INFRAVERMELHOS COM TRANSFORMADA DE FOURIER (FTIR)

Os espectros de infravermelhos com transformada de Fourier (FTIR) do OLM foram registados utilizando o método do disco KBr. $^{-1}$A gama de varrimento situou-se entre 400 e 4000 cm. Os picos principais dos espectros registados foram comparados com os espectros padrão apresentados abaixo.

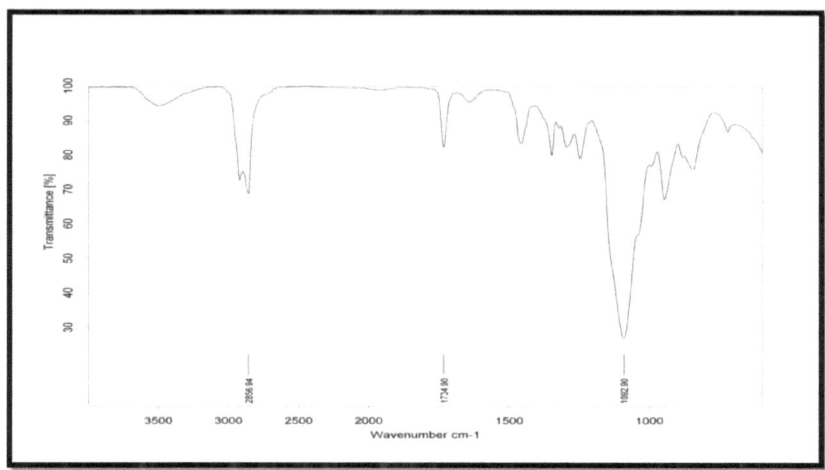

Figura 24: Espectro FTIR de Tween80.

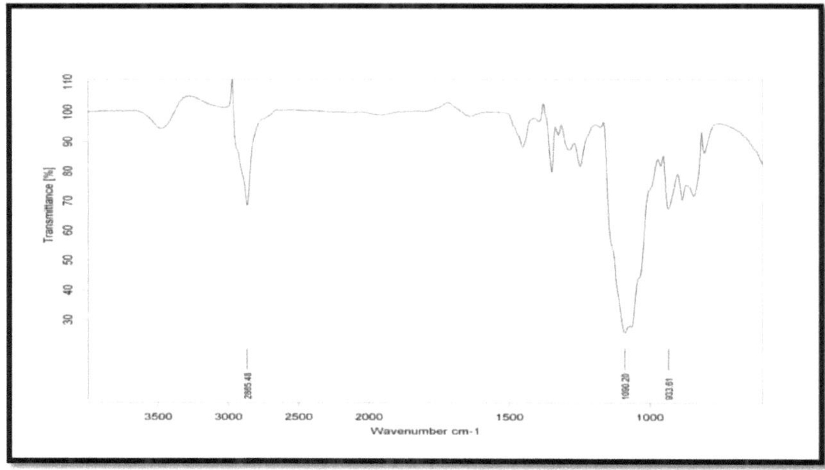

Figura 25: Espectro FTIR do PEG400.

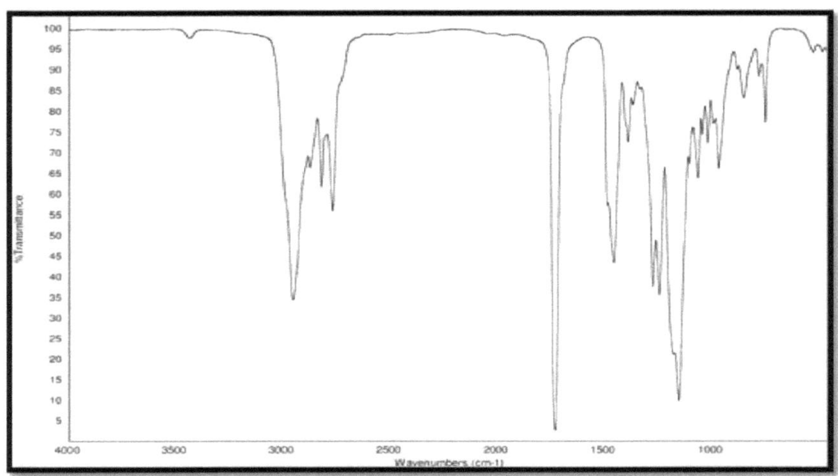

Figura 26: Espectro FTIR do Eudragit EPO.

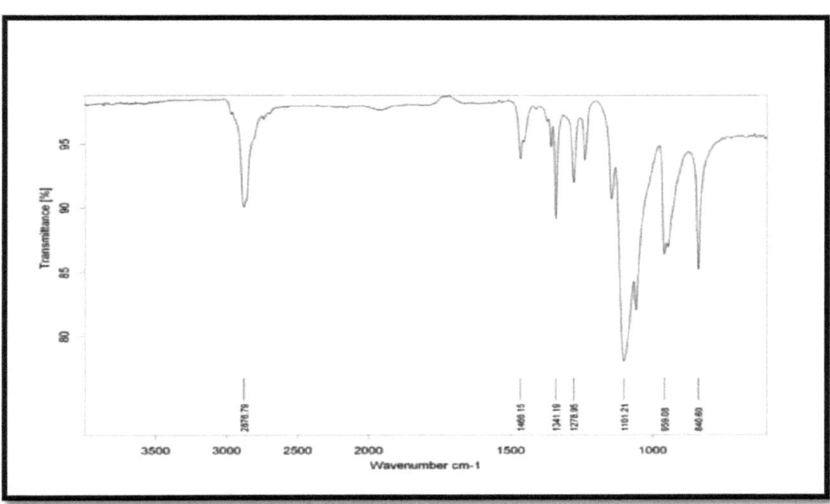

Figura 27: Espectro FTIR do poloxâmero 188.

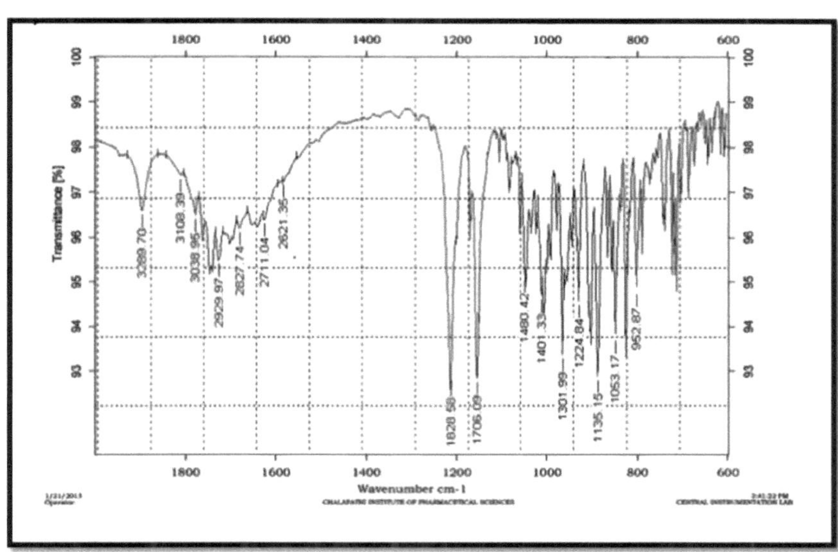

Figura 28: Espectro FTIR do olmesartan medoxomil.

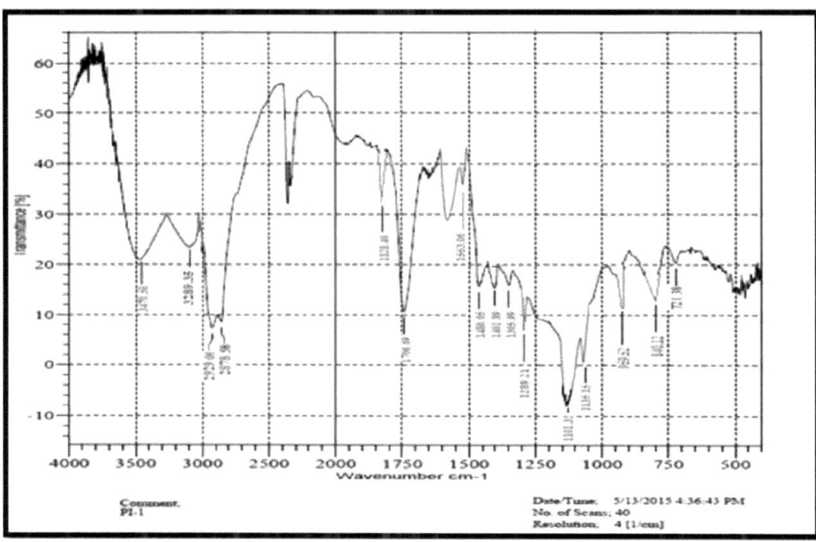

Figura 29: Espectro FTIR de uma emulsão seca em pó contendo poloxâmero 188.

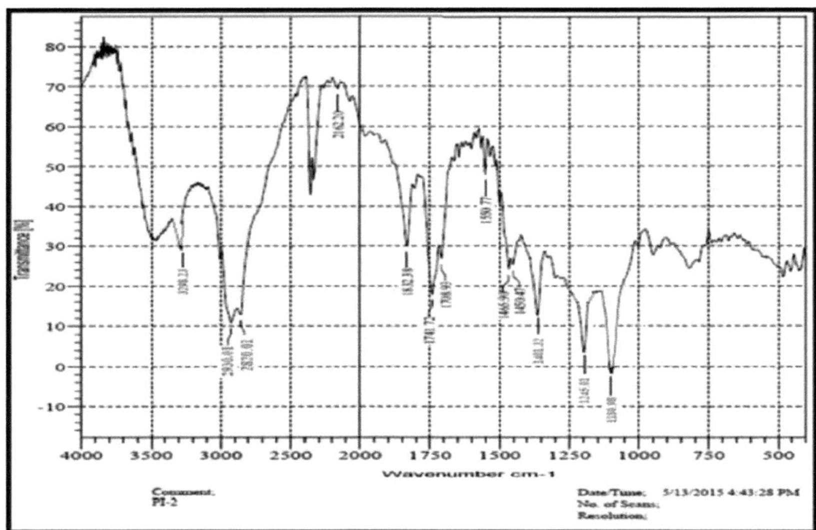

Figura 30: Espectro FTIR do pó de emulsão seca com Eudragit EPO.

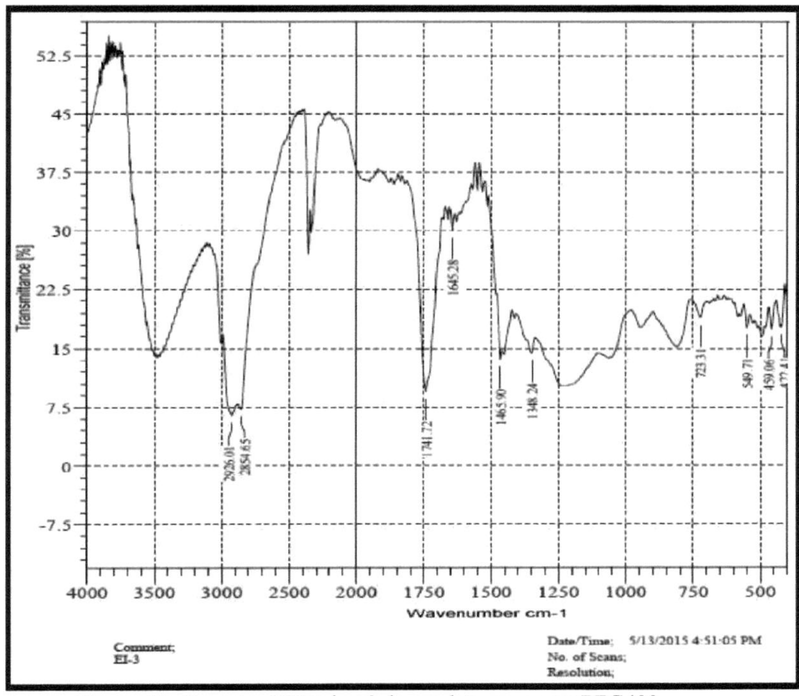

Figura 31: Espectro FTIR do pó de emulsão seca com PEG400.

Tabela 19: Comparação da interpretação do espetro de IV das formulações de medicamentos e emulsões secas.

Sr. Não.	Ligação	Frequência (cm)⁻¹				Tipo de vibração
		Padrão	T3	S3	R3	
1		3286.81	Ausente	3289.23	3289.35	Grupo O-H
2		1282.71	1348.24	1245.01	1289.21	estiramento C-N
3		1707.06	Ausente	1708.93	1706.69	Diarilcetona
4	OLM	1737.2	1741.72	1741.72	1828.40	Grupo éster-carbonilo
5		1552.75	Ausente	1465.90	1553.05	Estiramento aromático C=C

Quadro 20: Dados de interpretação do IV para o poloxâmero 188.

Sr. Não.	Ligação	$^{-1}$Frequência (cm)		Tipo de vibração
		(padrão)	Observado (R3)	
1		2883	2878.58	Alongamento C-H alifático
2	Poloxâmero	1341	1385.99	Flexão de O-H no plano
3	188	1099	1135	Estiramento C-O
4		3300	3289.35	Grupo carbonilo

Quadro 21: Dados de interpretação do IR para Eudragit EPO.

Sr. Não.	Ligação	$^{-1}$Frequência (cm)		Tipo de vibração
		(padrão)	Observado (S3)	
1		1150- 1190,1240 1270	1150.93,1245.01	Grupo éster
2	Eudragit EPO	1730	1708.93	-C=O Oscilação de ésteres
3		1450-1490,2950	1450.47,1465.90,2930.01	CHx-Vibração
4		2770-2820	2820.01	Grupo dimetilamino

Tabela 22: Dados de interpretação do IR para PEG 400.

Sr. Não.	Ligação	$^{-1}$Frequência (cm)		Tipo de vibração
		(padrão)	Observado (T3)	
1	PEG400	1210	1348.24	Alongamento C-O
2		1465	1465.90	Curvatura CH2

| 3 | 3370 | Ausente | OH |

Pode ver-se a partir dos espectros acima que os espectros de infravermelhos da emulsão seca de poloxâmero 188 e da emulsão seca de Eudragit EPO não mostram alterações significativas nos picos principais do medicamento puro, uma vez que as frequências estão próximas das frequências padrão ou algumas são idênticas. Por conseguinte, estes espectros apoiam plenamente as estruturas do medicamento apresentadas. No entanto, no caso da DE com PEG 400, faltam algumas frequências, o que me levou a selecionar S3 e R3 para um estudo mais aprofundado.

7.9 Calorimetria Exploratória Diferencial (DSC)

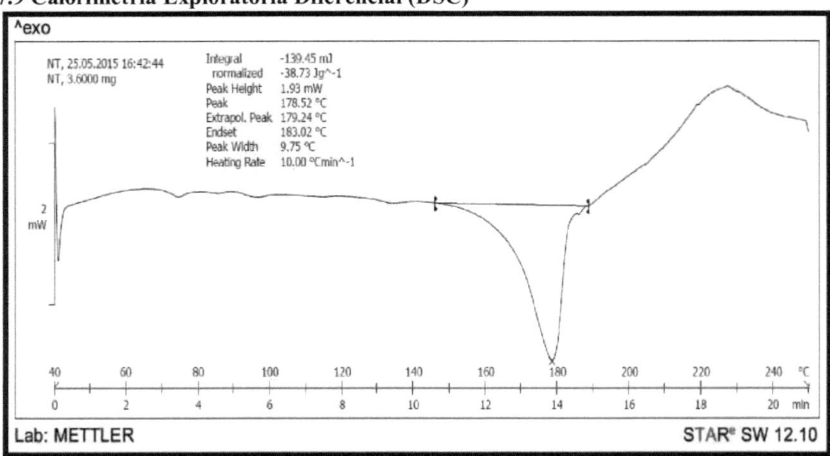

Figura 32: Termogramas DSC do olmesartan Medoxomil.

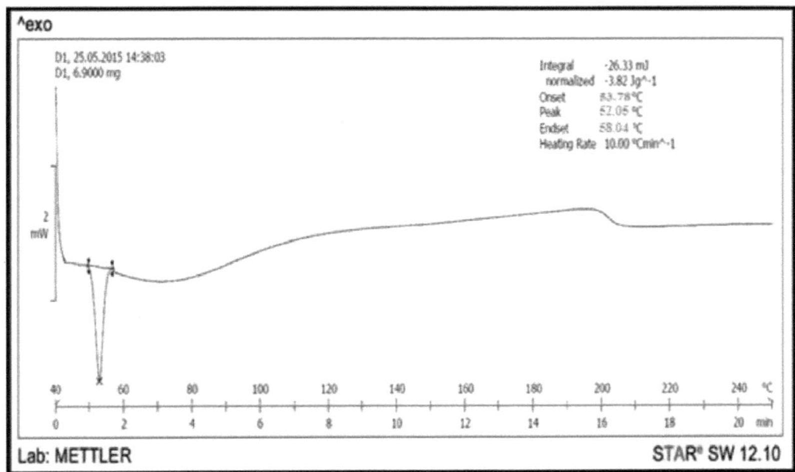

Figura 33: Termogramas DSC do poloxâmero188.

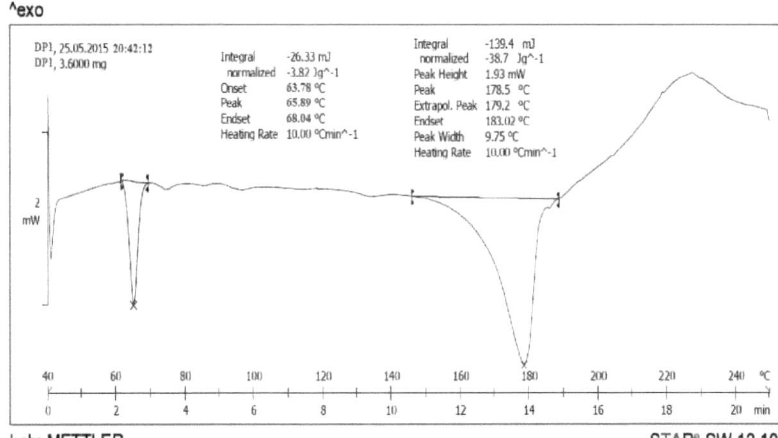

Figura 34: Termogramas DSC da mistura física de OLM e Poloxamer188.

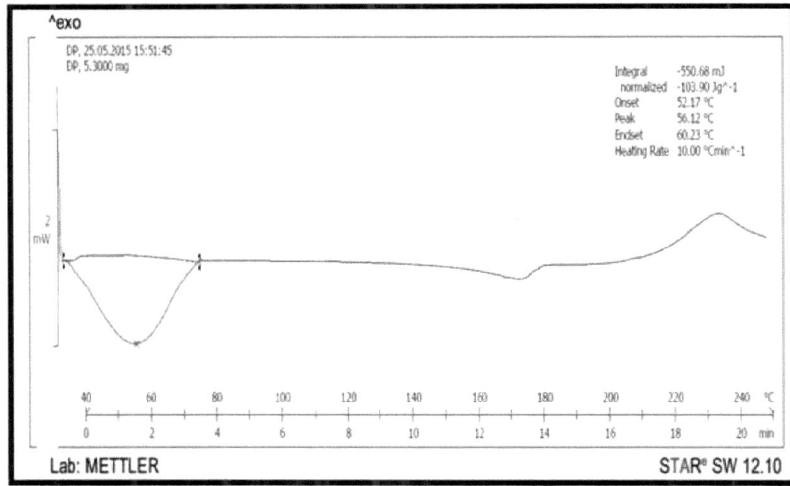

Figura 35: Termogramas DSC da formulação de emulsão seca com Poloxamer188.

81

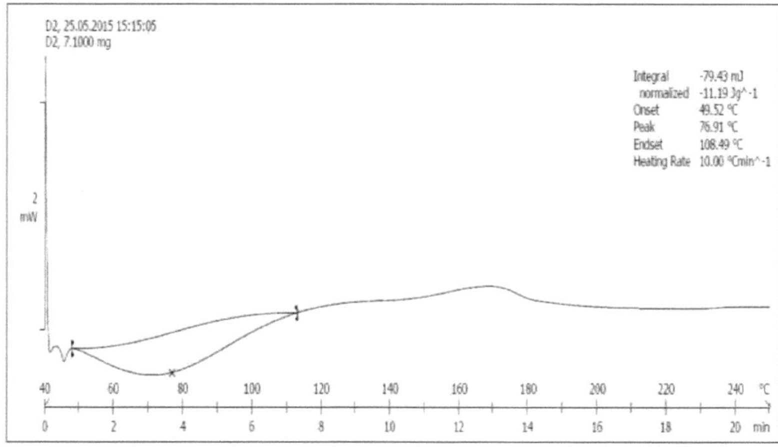

Figura 36: Termogramas DSC do Eudragit EPO.

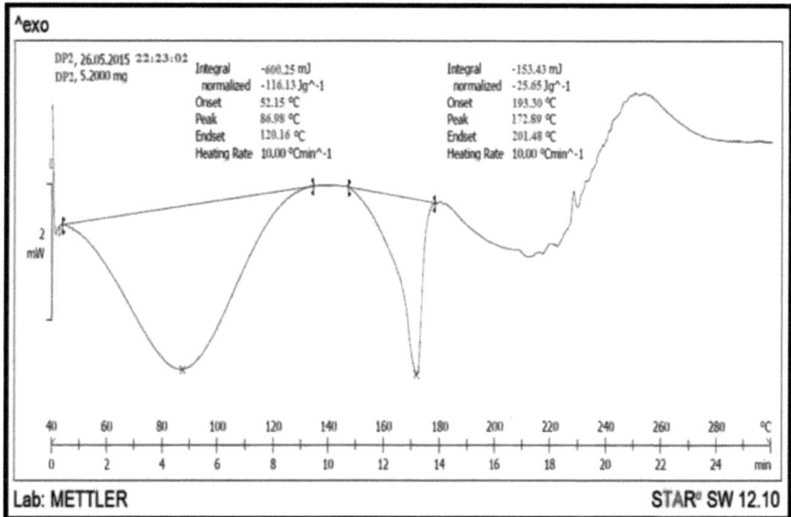

Figura 37: Termogramas DSC da mistura física de OLM e Eudragit EPO.

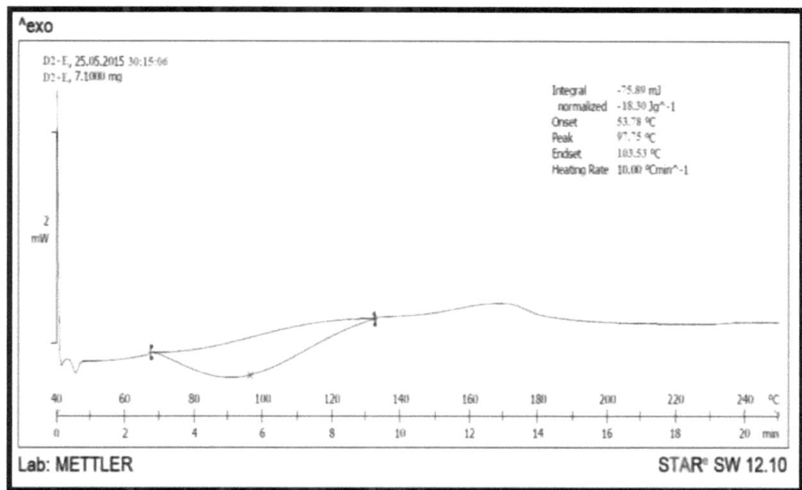

Figura 38: Termogramas DSC da formulação de emulsão seca com Eudragit EPO.

Com base na termografia acima referida, as propriedades do estado sólido da emulsão seca foram examinadas utilizando DSC para determinar a cristalinidade do olmesartan medoxomil. [0]O olmesartan medoxomil apresentou uma endotermia a 178,52 C. [0]O termograma do poloxâmero 188 mostrou um pico a 52,05 C. Este pico representa o seu ponto de fusão. Este pico representa o seu ponto de fusão. [0]O termograma do Eudragit EPO apresentou um pico a 76,91 C. [00]A mistura física de OLM e poloxâmero 188 apresentou uma endotermia a 178,5 C e 65,89 C. A emulsão seca de OLM e poloxâmero 188 não apresentou um pico endotérmico claro a 56,12°C. [00]A mistura física de OLM e Eudragit EPO apresentou duas temperaturas finais diferentes a 172,89 C e 86,98 C. [0]A emulsão seca de OLM e Eudragit EPO não apresentou um pico claro a 97,75 C. O pico deslocou-se gradualmente para uma temperatura mais baixa, próxima do ponto de fusão dos polímeros. O calor de fusão do fármaco não foi encontrado nos termogramas da emulsão seca. Parece que o fármaco se dissolveu nos transportadores ou polímeros durante a formação da emulsão seca. Este facto pode ser responsável pela maior solubilidade da emulsão seca em comparação com o fármaco puro.

7.10 Difração de raios X em pó (PXRD)

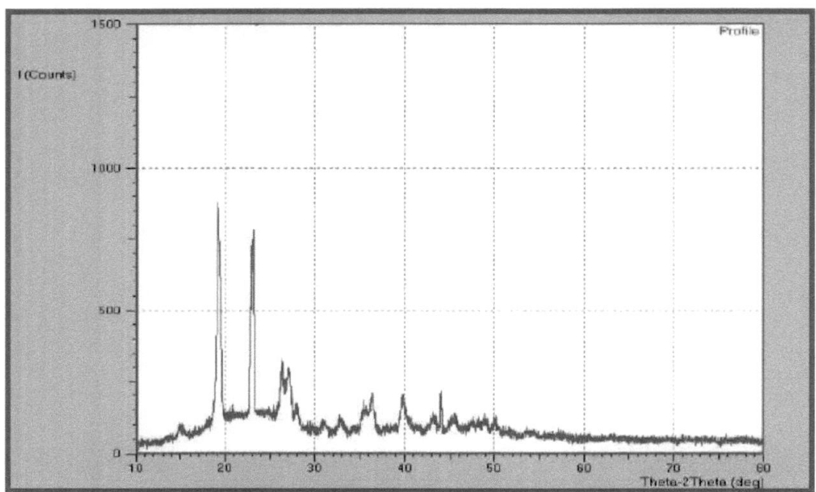

Figura 39: XRD para o olmesartan medoxomil

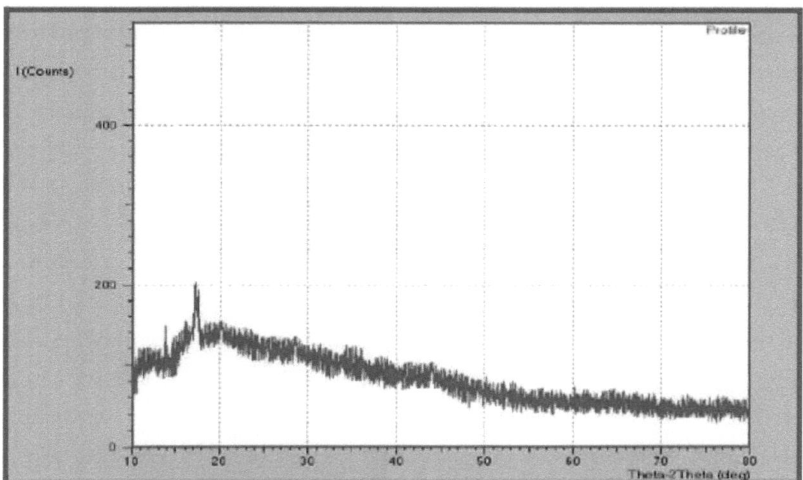

Figura 40: XRD da emulsão seca com poloxâmero 188

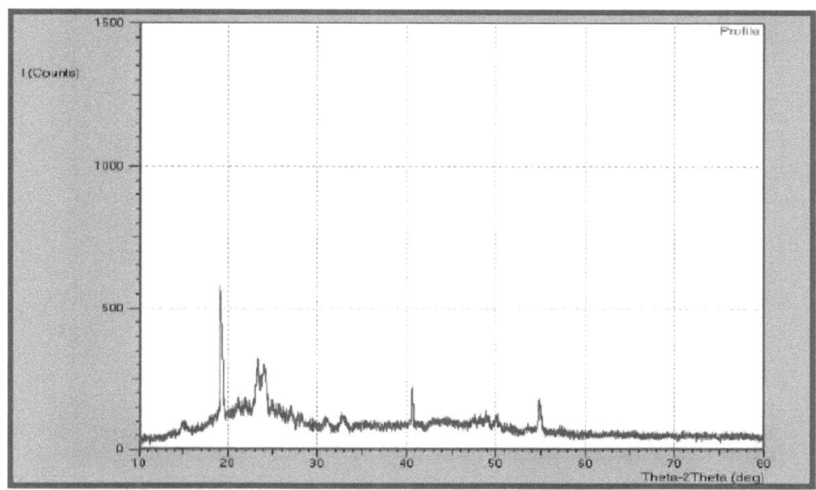

Figura 41: XRD da emulsão seca com Eudragit EPO

O padrão XRPD do fármaco puro e da emulsão seca é apresentado na figura acima. A emulsão seca não mostrou qualquer semelhança com o material cristalino original, o que significa que o fármaco se encontra na forma amorfa e não cristalina. A técnica de emulsão seca pode ter apresentado o fármaco numa forma amorfa. A XPRD do MLO mostrou picos acentuados num ângulo de difração de 19,24°, 23,37°, 26,32°, 27,00°, 36,32°, 39,83°, 83,15°, 44,06°, 10,2°, 22,7°. Observou-se um pico acentuado e intenso nos espectros de difração, o que se deve à elevada cristalinidade do OLM. A emulsão seca com Eudragit EPO apresentou picos num ângulo de difração de 19,32°, 23,30°, 24,48°, 55,0°. No entanto, no caso da emulsão seca com poloxâmero 188, os picos eram menos intensos e mais largos. O estado sólido amorfo tem a vantagem de aumentar a solubilidade e, por conseguinte, uma taxa de dissolução mais rápida em comparação com o material cristalino.

7.11 Microscopia eletrónica de varrimento (SEM)

Para a microscopia eletrónica de varrimento (SEM), 2 mg da amostra de fármaco puro e da emulsão sólida seca foram fixados aos cotos com fita adesiva de dupla face e depois revestidos com uma liga de ouro-paládio por pulverização iónica de película fina. As amostras foram depois analisadas utilizando um microscópio eletrónico de varrimento.

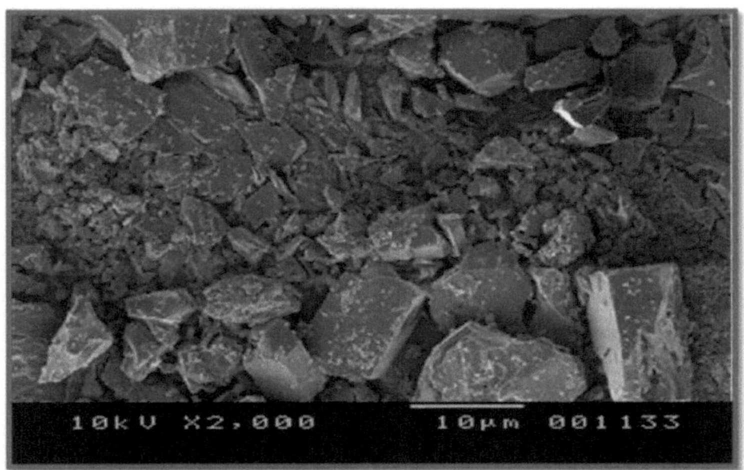

Figura 42: OLM SEM

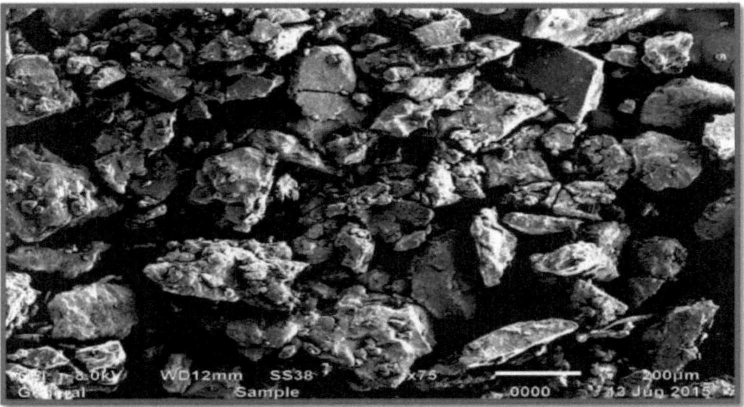

Figura 43: SEM de DE com Eudragit EPO

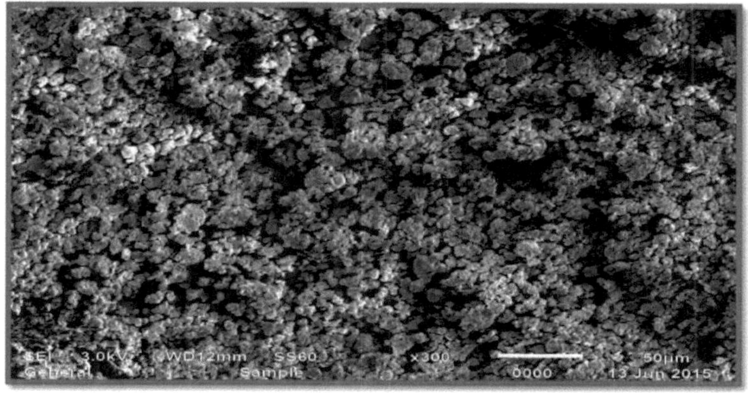

Figura 44: SEM de DE com poloxâmero 188

As imagens do microscópio eletrónico de varrimento do medicamento puro MLO e da emulsão seca são apresentadas nas Figuras 42, 43 e 44. As micrografias mostraram cristais caraterísticos do MLO. Foram observadas alterações significativas na morfologia da superfície na emulsão seca com poloxâmero 188, ao passo que não foram observadas alterações significativas na cristalinidade na emulsão seca com Eudragit EPO. A emulsão seca preparada com poloxâmero 188 mostrou, portanto, uma perda da cristalinidade do fármaco e do tamanho das partículas, transformando-o numa forma amorfa, o que pode contribuir para um aumento da taxa de dissolução.

7.12 ESTUDOS DE DISSOLUÇÃO IN VITRO

As observações mostram que a dissolução do fármaco aumenta progressivamente com a modificação do polímero (ou seja, Eudragit EPO e Poloxamer 188) até um determinado limite e depois torna-se quase constante. A taxa de dissolução da emulsão seca em pó contendo poloxâmero 188 (1:1) é significativamente mais elevada do que a das outras formulações de emulsão seca contendo PEG 400 e Eudragit EPO (1:1).

Observação

[2]Declive: 0,049, R - 0,927

Meio de dissolução: HCl 0,01N, rpm-50.

Quadro 23: Dados do estudo de dissolução do pó medicamentoso OLM

Sr. Não.	Tempo (min)	Taxa de libertação média em % de pó de medicamento OLM			Medicamento acumulado Libertação+SD (n =3)
1	15	17.283	17.183	17.293	17.9536 ± 0.03147
2	30	17.732	17.731	17.830	17.7643 ± 0.05687

3	45	17.935	17.936	17.990	17.9536 ± 0.03147
4	60	18.067	18.053	18.113	18.0776 ± 0.03139
5	120	18.787	18.793	18.515	18.6983 ± 0.1588
6	180	19.551	19.630	19.635	19.6053 ± 0.04712
7	240	20.279	20.280	20.295	20.2846 ± 0.008963
8	300	23.515	23.430	23.540	23.495 ± 0.05766
9	360	26.651	26.660	26.671	26.661 ± 0.01000
10	420	36.100	36.340	36.120	36.186 ± 0.1333
11	480	39.683	39.690	40.130	39.8343 ± 0.2561

Quadro 24: Dados do estudo de dissolução do pó de emulsão seca com PEG 400

Sr. Não.	Tempo (min)	Código da formulação (T3) Libertação média em % (rácio 1:1)			Medicamento acumulado Libertação+SD (n =3)
1	15	19.420	19.295	18.998	19.2376 ± 0.2168
2	30	26.441	27.113	27.103	26.8856 ± 0.3851
3	45	48.853	48.953	47.993	48.5996 ± 0.5278
4	60	50.290	51.110	51.330	50.9100 ± 0.5481
5	120	51.683	52.330	53.110	52.3743 ± 0.7145
6	180	52.549	52.690	53.240	52.8263 ± 0.3651
7	240	53.260	54.110	54.130	53.8333 ± 0.4966
8	300	55.372	55.930	55.440	55.5806 ± 0.3044
9	360	56.460	56.113	56.530	56.3676 ± 0.2233
10	420	57.517	57.130	57.130	57.2590 ± 0.2234
11	480	58.265	58.830	58.400	58.4983 ± 0.2951

Quadro 25: Dados do estudo de dissolução da emulsão seca em pó com Eudragit EPO

Sr. Não.	Tempo (min)	Código da formulação (S3) Libertação média em % (rácio 1:1)			Medicamento acumulado Libertação+SD (n =3)
1	15	20.164	20.168	20.108	20.1466 ± 0.0335
2	30	39.466	39.338	39.402	39.402 ± 0.0640
3	45	48.130	47.987	48.312	48.143 ± 0.1639
4	60	60.980	61.850	60.860	61.23 ± 0.5403
5	120	64.594	64.140	63.930	64.2213 ± 0.3394
6	180	71.074	70.315	70.930	70.773 ± 0.4031

7	240	76.720	77.420	76.120	76.7533 ± 0.6506
8	300	77.240	77.560	77.313	77.3713 ± 0.1673
9	360	78.259	78.668	78.530	78.4856 ± 0.2081
10	420	79.279	79.430	79.340	79.3496 ± 0.07596
11	480	80.175	80.552	80.240	80.3223 ± 0.2015

Quadro 26: Dados do estudo de dissolução do pó de emulsão seca com poloxómero 188

Sr. Não.	Tempo (min)	Código da formulação (R3) Libertação média em % (rácio 1:1)			Medicamento acumulado Libertação+SD (n =3)
1	15	23.402	23.408	23.401	23.4036 ± 0.0037
2	30	47.785	47.788	47.897	47.8233 ± 0.0638
3	45	67.721	67.513	66.989	67.4076 ± 0.3772
4	60	73.131	74.143	73.435	73.903 ± 0.6843
5	120	79.589	79.920	79.815	79.7746 ± 0.1691
6	180	80.206	80.120	80.208	80.178 ± 0.05024
7	240	96.812	97.330	96.913	97.0183 ± 0.2746

Quadro 27: Dados do estudo de dissolução do medicamento e da emulsão em pó seco

Sr. Não.	Tempo (min)	Libertação cumulativa de substância ativa+SD (n =3)			
		OLM	T3	S3	R3
1	15	17.9536 ± 0.03147	19.2376 ± 0.2168	20.1466 ± 0.0335	23.4036 ± 0.003
2	30	17.7643 ± 0.05687	26.8856 ± 0.3851	39.402 ± 0.0640	47.8233 ± 0.0638
3	45	17.9536 ± 0.03147	48.5996 ± 0.5278	48.143 ± 0.1639	67.4076 ± 0.377
4	60	18.0776 ± 0.03139	50.91 ± 0.5481	61.23 ± 0.5403	73.903 ± 0.6843
5	120	18.6983 ± 0.1588	52.3743 ± 0.7145	64.2213 ± 0.3394	79.7746 ± 0.1691
6	180	19.6053 ± 0.04712	52.8263 ± 0.3651	70.773 ± 0.4031	80.178 ± 0.05024

7	240	20.2846± 0.008963	53.8333 ± 0.4966	76.7533 ± 0.6506	97.0183 ± 0.2746
8	300	23.495 ± 0.05766	55.5806 ± 0.3044	77.3713 ± 0.1673	-
9	360	26.661 ± 0.01000	56.3676 ± 0.2233	78.4856 ± 0.2081	-
10	420	36.186 ± 0.1333	57.259 ± 0.2234	79.3496 ± 0.07596	-
11	480	39.8343 ± 0.2561	58.4983 ± 0.2951	80.3223 ± 0.2015	-

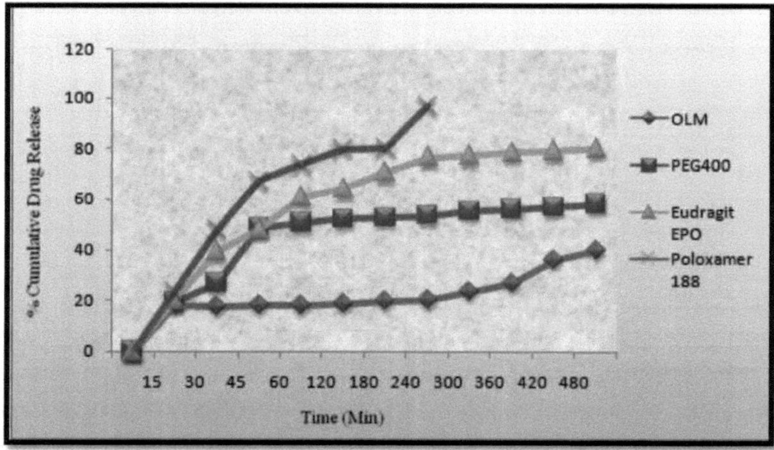

Figura 45: Perfis de dissolução in vitro das formulações de emulsão seca e dos fármacos OLM em HCl 0,01 N a 37± 0,5°C

O quadro acima mostra que a percentagem cumulativa de libertação do ingrediente ativo após 8 horas para as formulações OLM, T3 e S3 foi de 39,83, 58,49 e 80,32, respetivamente. A formulação R3 apresentou uma percentagem cumulativa de libertação do ingrediente ativo após 4 horas de 97,01, ou seja, uma libertação máxima do ingrediente ativo em comparação com a OLM. A emulsão seca foi preparada com três polímeros (Poloxamer188, Eudragit EPO e PEG400) e dois óleos (azeite e óleo de rícino). A emulsão seca preparada com poloxamer188 e óleo de rícino apresentou um perfil de libertação máxima em comparação com as outras formulações e o fármaco puro. A formulação de emulsão seca T3 apresentou uma libertação mínima da substância ativa, o que se deve à modificação do polímero e do óleo. Este estudo mostrou que a taxa de dissolução da emulsão seca aumentou em comparação com o medicamento puro. A emulsão seca causou uma rápida dispersão, resultando num melhor perfil de dissolução do MLO.

8.1 RESUMO E CONCLUSÃO

As emulsões na forma líquida têm vantagens claras em relação a outras formas de administração oral, uma vez que melhoram a biodisponibilidade e reduzem os efeitos secundários, mas o número de formulações de emulsões atualmente em utilização é reduzido em comparação com outras formas de administração oral devido a problemas físico-químicos e de conformidade. Para ultrapassar estes problemas, são fabricadas emulsões secas. Pesquisei as emulsões secas e concluí, com base em todos os dados, que as emulsões líquidas têm determinados problemas físicos ou químicos, pelo que, para ultrapassar estes problemas, tive de preparar emulsões secas. As emulsões secas têm menos efeitos secundários e são estáveis durante mais tempo, porque estão na forma seca. Assim, pesquisei sobre emulsões secas e decidi fazer emulsões secas. Para fazer emulsões secas são necessários óleos, tensioactivos, polímeros ou transportadores solúveis em água e adsorventes. Foi escolhido o olmesartan medoxomil, um fármaco com baixa solubilidade em água. Trata-se de um medicamento anti-hipertensivo utilizado como inibidor da angiotensina II. Estes medicamentos pertencem à classe BCS II (elevada permeabilidade, baixa solubilidade). Por conseguinte, preparei uma emulsão seca para melhorar a solubilidade deste medicamento pouco solúvel em água. Para tal, efectuei um estudo de pré-formulação no qual investiguei o ponto de fusão, a absorção em metanol, a absorção em HCL 0,1N, a solubilidade do fármaco em diferentes óleos e o FT-IR do fármaco; os óleos escolhidos para a preparação da emulsão seca foram o azeite, o óleo de rícino, o miristato de isopropilo e o óleo de soja. Polímero ou veículo solúvel em água e tensioactivos (PEG 400, Poloxamer 188, Eudragit EPO, Tween 80, Span 80). O Tween 80 e o Poloxâmero 188 foram medidos com exatidão em diferentes proporções (1:0,25, 1:0,50 e 1:1), vertidos para um copo e agitados com um agitador magnético. Para preparar a emulsão, o fármaco foi dissolvido em óleo de rícino, no qual o fármaco se dissolve ao máximo, e depois uma certa quantidade da fase aquosa foi adicionada ao óleo. Em seguida, adicionou-se uma certa quantidade de tensioativo, de fração polimérica e de adsorvente (Aerosil 200). Esta emulsão foi depois homogeneizada a 5.000 rpm para obter uma emulsão estável de cor branca leitosa. A estabilidade da emulsão foi verificada mantendo-a durante 48 horas. Estas emulsões leitosas foram então secas utilizando o secador de laboratório por pulverização LU 222 Advanced. [0003]Nas seguintes condições: temperatura de entrada de 150 C, temperatura de saída de 120 C, temperatura de arrefecimento de 80 C, caudal do aspirador de 50Nm/hora, caudal da bomba de alimentação de 1mL/min. Os mecanismos prováveis para o aumento da solubilidade foram caracterizados por determinação do tamanho das partículas, calorimetria diferencial de varrimento (DSC), difração de raios X em pó (PXRD) e microscopia eletrónica de varrimento (SEM) do fármaco. Este estudo revelou que a técnica de emulsão sólida seca é promissora e útil para melhorar a solubilidade de fármacos anti-hipertensivos.

O estudo anterior mostrou que o olmesartan medoxomil é praticamente insolúvel como fármaco puro, pelo que foi necessário melhorar a solubilidade em água do fármaco OLM, uma vez que é praticamente insolúvel e pertence à classe BCS II, que tem baixa solubilidade e elevada permeabilidade. Uma vez formulada a emulsão seca, esta foi analisada para posterior avaliação. A avaliação do teor de substância ativa revelou que 96,2% da substância ativa OLM estava contida na emulsão seca preparada. A avaliação da solubilidade do pó da emulsão seca preparada em água destilada concluiu que o medicamento era bem solúvel em água destilada devido à adição de tensioactivos e polímeros. O estudo de dissolução concluiu que a percentagem cumulativa de libertação do ingrediente ativo para o fármaco MLO e as formulações T3 e S3 ao fim de 8 horas era de 39,83, 58,49 e 80,32 e que a formulação R3 tinha uma percentagem cumulativa de libertação do ingrediente ativo ao fim de 4 horas de 97,01, pelo que tinha uma libertação máxima do ingrediente ativo em comparação com o fármaco MLO. A avaliação do tamanho das partículas mostrou que o tamanho das partículas do fármaco MQO era de 975,23 nm. O tamanho das partículas da emulsão seca em pó contendo Eudragit EPO foi de 797,18 nm. O tamanho das partículas da emulsão seca em pó contendo poloxâmero 188 era de 676,6 nm, pelo que a redução do tamanho das partículas resultou num aumento da solubilidade em água. O estudo FT-IR revelou que não houve alteração significativa nos picos principais do medicamento puro, uma vez que as frequências estavam próximas das frequências padrão ou algumas eram idênticas. Estes espectros confirmam as estruturas do fármaco, pelo que o espetro de IV indica que a amostra de OLM se encontra na forma pura. O estudo DSC mostra que a endotérmica da formulação ou da emulsão seca preparada se desloca gradualmente para uma temperatura mais baixa, indicando que o fármaco se dissolve em transportadores ou polímeros durante a formação da emulsão seca. Este fenómeno pode ser responsável pela maior solubilidade observada na emulsão seca em comparação com o fármaco puro. Com base nos dados acima referidos, concluiu-se que a formulação em emulsão seca de olmesartan medoxomil melhorou a solubilidade e a taxa de dissolução. Este estudo mostra que a formulação de emulsão seca pode ser utilizada para melhorar a solubilidade de fármacos pouco solúveis em água, como o OLM, o que pode aumentar ainda mais a sua biodisponibilidade.

9.0 REFERÊNCIAS.

1. Ketan T. Savjani, Anuradha K. Gajjar e Jignasa K. Savjani, artigo de revisão Drug Solubility: Importance and Enhancement Techniques. 2012.

2. Pawar Anil R.1, 3 & Choudhari Pravin D.2, Novel techniques for solubility, dissolution rate and bioavailability enhancement of class II and IV drugs, Department of Pharmaceutics, MES, College of Pharmacy, Sonai, Tal- Newasa, Dist- Ahmednagar- 414105, (MH), India. 2012.

3. Neha Ojha, Bala Prabhakar, Advances in Solubility Enhancement Techniques, Shobhaben Pratapbhai Patel-School of Pharmacy and technology Management, NMIMS, Vile-Parle (w), Mumbai-56, Índia. *Int. J. Pharm. Sci. Rev. Res.* 2013; 21(2): 63, 351-358.

4. Barkat Ali Khan, Naveed Akhtar, Haji Muhammad Shoaib Khan, Khalid Waseem, Tariq Mahmood, Akhtar Rasul, Muhammad Iqbal e Haroon Khan, Basics of pharmaceutical emulsions: A review. *Jornal Africano de Farmácia e Farmacologia.* 2011; 5(25): 2715-2725.

5. Rajesh Kumar, Murugesan Senthil Kumar, Nanjaian Mahadevan, Emulsões múltiplas: uma revisão, *International Journal of Recent Advances in Pharmaceutical Research Jan.* 2012 ; 2(1) : 9-19.

6. Slavka Tcholakova, Nikolai D. Denkov, Thomas Danner, Papel do tipo e concentração de surfactante para o tamanho médio de gota durante a emulsificação em fluxo turbulento. 2004.

7. Krister Holmberg, Bo .BOnsson, Bengt Kronberg Bj "Orn Lindman, Surfactants and Polymers in Aqueous Solution. Copyright 2002 John Wiley & Sons, Ltd. Isbn : 0-471-49883-1.

8. Verica J. Sovilj, Jelena V. Saletic, Lidija B. Petrovic, Petar P. Dokic, Propriedades da Emulsão Estabilizada de Hidroxipropilmetil Celulose na Presença de Dodecil Sulfato de Sódio. Udc 66 - 911.48 : 661.185 Apteff, 2004 ; 35 : 1-280, Biblid : 2004 ; 35 : 1450-7188, 141-148.

9. M. Haritha, B. Pragati Kumar, Formulação e avaliação da emulsão seca de cefixima. *Jornal de ciências químicas e farmacêuticas.* 2013 ; 6(4) : 09742115.

10. Bhise Sucheta, Shirke Komal, Jarande Kiran, Patil Mithun, Patankar Rajendra. Aumento da solubilidade de medicamentos anti-hipertensivos pela técnica de emulsão seca. *Novel Science International Journal of Pharmaceutical Science.* 2012 ; 1(7) : 493496.

11. Zhen G. E., Xin-xin ZHANG, Li GAN, Yong GAN. A emulsão seca redispersível de lovastatina protege contra o metabolismo intestinal e melhora a biodisponibilidade. *Ata Pharmacol Sin.* 2008; (8): 990-997.

12. Paolo giunchedi, bice conti, ida genta, ubaldo conte e Giovanni Puglisi, emulsion spray-drying for the preparation of albumin-loaded PLGA microsphere, drug development and industrial pharmacy. 2004; 27(7): 745-750.

13. Dong-Jin Janga, Eun Ju Jeongb, Hwa-Mi Leea, Bae-Chan Kima, Soo-Jeong Limc, Chong-Kook Kima , Biodisponibilidade e fotoestabilidade melhoradas da amlodipina utilizando uma emulsão seca redispersível. *European Journal of pharmaceutical sciences.* 2006 ; 18 : 405-411.

14. Iman Saad Ahmeda, Mona Hassan Aboul-Einiena, Osama Hussein Mohamedb, Samar Farghali Farid, Relative bioavailability of griseofulvin lyophilized dry emulsion tablet vs. immediate release tablet: A single-dose, randomized, openlabel, six-period, crossover study in healthy adult volunteers in the fasted and fed states, *European Journal of pharmaceutical sciences.* 2008 ; 35 : 219-225.

15. Gilles Dolloa, Pascal Le Correa, Alexis Gue'rina, Franc, ois Chevannea, Jean Louis Burgotb, a Roger Leverge, S pray-séchée emulsion redispersible huile dans l'eau pour améliorer la biodisponibilité orale des médicaments peu solubles. *Revista Europeia de Ciências Farmacêuticas.* 2003 ; 19 : 273-280.

16. In-hwan Baekb, Jung-Soo Kimc, Eun-Sol Haa, Gwang-Ho Chooa, Wonkyung Choc,d, Sung-Joo Hwangd,e, Min-Soo Kima , Oral absorption of a valsartan- loaded spray-dried emulsion based on hydroxypropylmethyl cellulose. *Jornal Internacional de Macromoléculas Biológicas.* 2014 ; 69 : 222-228.

17. S. Corveleyn, J.P. Remon, Formulação de um comprimido de emulsão seca liofilizada para a administração de fármacos pouco solúveis. *Revue internationale de pharmacie.* 1998 ; 166 : 65-74.

18. Gr. Nireesha, L. Divya, C. Sowmya, N. Venkateshan, M. Niranjan Babu, V. Lavakumar, Lyophilization/Freeze Drying - An Review. *Revista Internacional de Novas Tendências em Ciências Farmacêuticas.* 2013.

19. AD/RandC/008-EN | Liofilização na indústria farmacêutica.

20. Dejan S. Pric, Nenad LJ. Ruzic, Slobodan D. Petrovic, Hemorfarm Group, Vrsac, Sérvia e Montenegro, Faculdade de Tecnologia e Metalurgia, Beograd, Sérvia e Montenegro, Review Paper, Lyophilization- The Process and Industrial Use. *Chem. Ind.* 2004; 58 (12): 552-562.

21. Evaporação rotativa: o "Rotovap", Organic Laboratory Techniques, (Ligação rápida ao

vídeo: Evaporação rotativa).

22. Trevor Theodoropoulos e Paul Irving, Método para a redução volumétrica (intemperismo) do petróleo bruto de referência australiano do Kuwait usando um evaporador rotativo. 2012.

23. Elliot Sepos, Procedimento Operacional Padrão Evaporador Rotativo no Laboratório P.O.W.E.R.. 2012.

24. Dan E. Dobry & Dana M. Settell & John M. Baumann & Rod J. Ray & Lisa J. Graham & Ron A. Beyerinck, A Model-Based Methodology For Spray-Drying Process Development, documento de investigação. 2009.

25. Sanjoy Kumar Das, Sudipta Roy, Yuvaraja Kalimuthu, Jasmina Khanam, Arunabha Nanda, Solid dispersions: an approach to improve bioavailability of poorly water-soluble drugs. *Revista Internacional de Farmacologia e Tecnologia Farmacêutica (IJPPT).* 1 (1) : 2277 - 3436.

26. Kaushal A. M., Gupta P, Bansal Ak. Amorphous Drug Delivery Systems, Molecular Aspects, Design, and Performance. *Crit. Rev. Ther. Drug Carrier Syst.* 2004; 21: 133-193.

27. Mantsch H, H, Chapman D, Infrared Spectroscopy of Biomolecules. Wiley-Liss New York. 1996.

28. Buckton G, Darcy P., The Use Of Gravimetric Studies To Assess The Degree Of Crystallinity Of Predominantly Crystalline Powders (A utilização de estudos gravimétricos para avaliar o grau de cristalinidade de pós predominantemente cristalinos). *Int. J. Pharm.* 1995; 123: 265-271.

29. Bugay D.E., Caracterização do estado sólido, técnicas espectroscópicas. Adv. Drug Deliv. 2001; 48: 43-65.

30. J. S. Alencar, S. Pietri, M. Culcasi, C. Orneto, P. Piccerelle, J. P. Reynier, H. Portugal, A. Nicolay, J. Kaloustian, Interações e estabilidade antioxidante do sesamol em emulsões secas. 2009.

31. Haritha M, Priyanka M, Abeda Aqther, Neeharika R, Pragati Kumar B., Emulsão seca: uma forma de dosagem promissora para fornecer moléculas de fármacos lipofílicos com estabilidade e eficácia melhoradas. *Jornal Indiano de Investigação em Farmácia e Biotecnologia.* 2012; 1(1): 119.

32. Ashwini A. Yadav, Dhanashri S. Yadav1, Poonam S. Karekar1, Yogesh V. Pore1, Pankaj Gajare, Solubilidade melhorada e taxa de dissolução de Olmesartan medoxomil usando a técnica de cristalo-co-aglomeração, *Der Pharmacia Sinica, 2012,160-169.*

33. Nilam Patel, Jayvadan K. Patelb, Determinação Simultânea de Azelnidipina e Olmesartan Medoxomil por Método Espectrofotométrico de Primeira Derivada. A Departamento de Ciências Farmacêuticas , Faculdade de Farmácia, Hemchandracharya North Gujarat University, Patan- 384265, Gujarat, Índia, 2012; 4

(4):1080-1084.

34. Patil Pournima S., Chivate Niranjan D., Shinde Shubhangi, More Harinath N., Pishwikar Sachin .A., Simulteneous determination of Olmesartan medoxomil and Amlodipine besylate from Tablet Formulation by Multiwavelength Method, *International Journal of ChemTech Research Coden(Usa) : Ijcrgg.* 2011 ; 3(1) : 0974-4290, 267-273.

35. Gr. Nireesha, L. Divya, C. Sowmya, N. Venkateshan, M. Niranjan Babu e V. Lavakumar, Lyophilization/Freeze Drying - A Review. *Revista internacional de novas tendências em ciências farmacêuticas.* 2277 - 2782.

36. Thomas Kaasgaard e Danielle Keller, Chitosan Coating Improves Retention And Redispersibility Of Freeze-Dried Flavor Oil Emulsions. *Artigo do Journal of Agricultural and Food Chemistry.* 2010 ; 58(4).

37. Benjamin O. Carter, Weixing Wang, Dave J. Adams e Andrew I. Cooper, Armazenamento de Gás em Clatratos de Água Seca e Gel Seco, Departamento de Química e Centro de Descoberta de Materiais, Universidade de Liverpool, Langmuir. 2010; 26(5): 3186-3193.

38. A. Abdul Hasan Sathali, J. Jayalakshmi, Melhoria da Solubilidade e Taxa de Dissolução do Olmesartan Medoxomil pela Técnica de Dispersão Sólida, *Journal of Current Chemical and Pharmaceutical Sciences. 2013 ;* 3(2) : 123-134.

39. Chirag Raval, Neha Joshi, Jitendra Patel, U.M. Upadhyay, Enhanced Oral Bioavailability of Olmesartan by Using Novel Solid Self Emulsifying Drug Delivery System. *Jornal Internacional de Farmácia Avançada.* 2012 ; 2(2) : 82-92.

40. Bala Arepalli e Durraivel S., Enhancement of Solubility and Dissolution Rate of Olmesartan Medoxomil by Solid Dispersion Technique (Melhoramento da Solubilidade e da Taxa de Dissolução do Olmesartan Medoxomil pela Técnica de Dispersão Sólida). *Jornal de Ciências Químicas e Farmacêuticas.* 2014 ; 7(2).

41. R.L.C. Sasidhar, S. Vidyadhara, G.V. Maheswari, B. Deepti, P. Srinivasa Babu, Solubility and Dissolution Rate Enhancement of Olmesartan Medoxomil by Complexation and Development of Mouth Dissolving Tablets. *Avanços na pesquisa biológica.* 2013 ; 7 (2) : 32-41.

42. J. P. Lavande, R. N. Ade, S. B. Jaiswal, A. V. Chandewar, Avaliação e otimização do comprimido de Olmesartan medoxomil utilizando superdesintegrantes sintéticos e naturais. *Jornal Internacional de Biociência Pura e Aplicada.* 2013 ; (5) : 19-29.

43. Paolo giunchedi, Bice conti, Ida genta, Ubaldo conte, Giovanni Puglisi, Emulsion spray drying for the preparation of albumin loaded PLGA microspheres, Drug

development and industrial pharmacy. 2001; 27(7): 745-750.

44. Zhen Ge, Xin-xin Zhang, Li Gan, Yong Gan, Redispersible, dry emulsion of lovastatin protects against intestinal metabolism and improves bioavailability, Projeto apoiado pela Fundação Nacional de Ciências Naturais da China. 2008.

45. Berthod A, Rollet M, Farah N., Dry adsorbed emulsions : an oral sustained drug delivery system. *Journal of Pharmceutical Sciences.* 1988 ; 77(3) : 216-21.

46. Sophie Deroo, Alain Senechal, Jean-Michel Mercier, Nadia Martin, título do pedido de patente: Emulsão seca, seu processo de preparação e usos, data de publicação: 2008-10-16, número do pedido de patente: 20080255289.

47. Vega C, Roos YH, Invited review: spray-dried dairy and dairy-like emulsions compositional considerations. *Journal of dairy science.* 2006 ; 89(2) : 383-401.

48. ·M. Jayasundera, B. Adhikari , P. Aldred, A. Ghandi, Surface modification of spray dried food and emulsion powders with surface-active proteins: A review. 2009 ; 93(3) : 266-277.

49. Hirofumi Takeuchi, Hideto Sasaki, Toshiyuki Niwa, Tomoaki Hino, Yoshiaki Kawashima, Keizou Uesugi e Hiroshi Ozawa, Conceção de uma emulsão seca redispersível como forma de dosagem avançada de um medicamento oleoso (nicotinato de vitamina E) através da técnica de secagem por pulverização, Research Laboratories, Eisai Co, Ltd, Kawashima. 18(9) : 919-937.

50. Wacher, V. J., Silverman, J.A., Zhang, Y., Benet, L.Z., 1998. The role of P-glycoprotein and cytochrome P450 3A in limiting the oral absorption of peptides and peptidomimetics. *J Pharm Sci.* 87: 1322-1330.

51. Wakerly, M.G., Pouton, C.W., Meakin, B.J., Morton, F.S., 1986. Auto-emulsificação de misturas de óleo vegetal e tensioactivos não-iónicos. *Série Am Chem Soc Symp.* 311, 242-255.

52. Evonik Industries AG Pharma Polymers & Services, Kirschenallee, 64293 Darmstadt, Alemanha TELEFONE +49 6151 18-4019, FAX +49 6151 18-3520, eudragit@evonik.com www.eudragit.com. 2014.

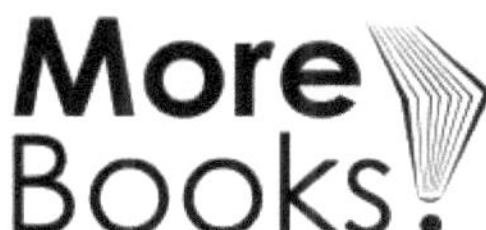

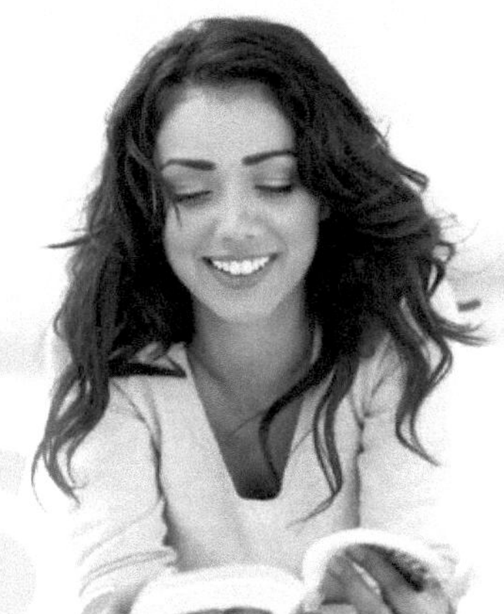

I want morebooks!

Buy your books fast and straightforward online - at one of world's fastest growing online book stores! Environmentally sound due to Print-on-Demand technologies.

Buy your books online at
www.morebooks.shop

Compre os seus livros mais rápido e diretamente na internet, em uma das livrarias on-line com o maior crescimento no mundo! Produção que protege o meio ambiente através das tecnologias de impressão sob demanda.

Compre os seus livros on-line em
www.morebooks.shop

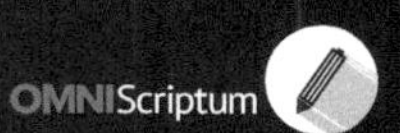

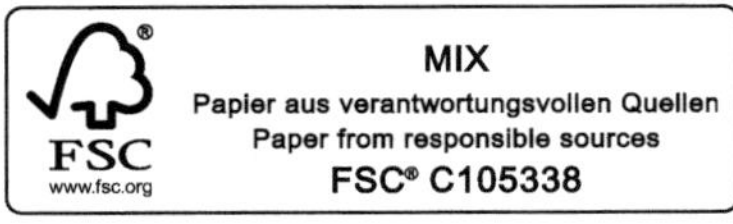

Printed by Books on Demand GmbH, Norderstedt / Germany